W0186222

Jean Pütz · Ellen Norten
unter Mitarbeit von Mirko Smiljanić

MUND, NASE & OHREN

- Nie wieder Mundgeruch
- Schnupfen schnell behoben
- Schluss mit Ohrenekzemen
- u. v. m.

vgs

Die Deutsche Bibliothek – CIP-Einheitsaufnahme

Jean Pütz:
Mund, Nase, Ohren : nie wieder Mundgeruch, Schnupfen schnell behoben,
Schluss mit Ohrenekzemen u.v.m. / Jean Pütz ; Ellen Norten.
– 1. Aufl. – Köln – vgs, 2001
(Hobbythek)
ISBN 3-8025-6223-2

Die Vorschläge und Rezepte in diesem Buch sind von Autoren und Verlag nach bestem Wissen und Gewissen sorgfältig erwogen und geprüft. Autoren und Verlag übernehmen keine Haftung für etwaige Personen-, Sach- und Vermögensschäden, die sich aus dem Gebrauch oder Missbrauch der in diesem Buch dargestellten Informationen und Rezepte ergeben.

Bildquellen:
S. 4 rechts, 5, 6 oben, 47, 53, 80: Getty Images, Deutschland; S. 8: Christa Marek, Köln; S. 15: Swen Gummich, Köln; S. 3, 16, 31, 37, 46, 50, 65, 70, 71, 72: Mauritius - Die Bildagentur, München; S. 17: Dr. R. Seemann, Charité, Humboldt-Universität, Berlin; S. 22 links: aus: Harri Lorenzi: Árvores Brasileiras, Editora Plantarum LTDA, Brasilien; S. 28, 64: Pictor International, München; S. 34 links, 38: Ullstein Bilderdienst, Berlin; S. 34 rechts: aus: Rolf Lehmann: Circus -Magie der Manege, Hoffmann und Campe, Hamburg; S. 40: Aktion zahnfreundlich e.V., Düsseldorf; S. 41: Dr. Thomas Pioch, Universität Heidelberg, Klinik für Mund-, Zahn- und Kieferkrankheiten; S. 48, 52: Zahnärztlicher Fach-Verlag (zfv), Herne; S. 49: Dr. Thomas Wrbas, Universitätsklinik für Zahn-, Mund- und Kieferheilkunde, Freiburg; S. 59, 60: Dr. Carlos Soares, München; S. 62: Bayer Ag, Leverkusen; S. 68: Filmbild Fundus Robert Fischer, Feldkirchen; S. 69: Juniors Bildarchiv, Ruhpolding; S. 75: WDR, Köln; S. 86: 87: Head acoustics, Herzogenrath.

Alle übrigen Fotos: Cornelis Gollhardt, Köln/Stephan Wieland, Düsseldorf.
Grafiken: Designbureau Jochen Kremer/Gabi Mahler, Köln.

1. Auflage 2001
Copyright by Egmont vgs verlagsgesellschaft mbH

Alle Rechte, insbesondere das Recht der Vervielfältigung und Verbreitung, vorbehalten.
Kein Teil des Werks darf in irgendeiner Form (durch Fotokopie, Mikrofilm oder ein anderes Verfahren) ohne schriftliche Genehmigung des Verlages reproduziert oder unter Verwendung elektronischer Systeme verarbeitet werden.

Umschlagfoto: Bavaria Bildagentur
Umschlaggestaltung: Alexander Ziegler, Köln
Redaktion: Alexandra Panz
Produktion: Wolfgang Arntz
Satz: Katharina Anhalt/Köln, Achim Münster/Overath
Druck: Westermann Druck, Zwickau
Printed in Germany
ISBN 3-8025-6223-2

Besuchen Sie unsere Homepage im WWW:
http://www.vgs.de

Inhalt

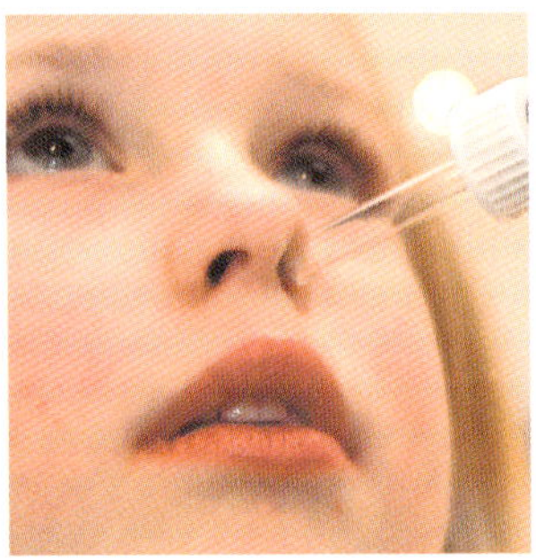

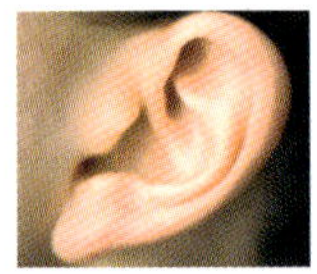

Liebe Leserinnen und Leser,

die Hobbythek hat sich von Anfang an – und das ist immerhin 27 Jahre her – dem Verbraucher gewidmet. In einer Zeit, in der dieser Begriff den heutigen „Service-Jongleuren“ noch nicht über die Lippen kam. Allerdings haben wir nie nur Ratschläge und Rezepte präsentiert, sondern auch die dahinter steckenden technischen und wissenschaftlichen Informationen. Uns ging es und geht es nicht nur um plakative Ergebnisse, sondern auch um das Verständnis des Ganzen.
Im Rahmen unserer Gesundheitsreihe widmen wir uns diesmal den Öffnungen des Kopfes, die – zugegeben – nicht so tabuisiert sind wie die unterhalb der Gürtellinie. Das heißt aber nicht, dass wir Tabuthemen generell ausschließen, im Gegenteil: Dieser unteren Körperhälfte werden wir sogar ein weiteres Hobbythekbuch widmen, das dann auch die Sexualität behandelt – allerdings nicht reißerisch, sondern nach wissenschaftlichen Kriterien. Dass es trotzdem nicht steril wird, das werden wir unter anderem schon mit diesem Buch unter Beweis stellen.

Körperöffnungen üben von jeher einen besonderen Reiz auf uns aus. Sie sind das Tor zur Außenwelt und gleichzeitig der Eingang zu unserem Innersten.
Bei den Geschlechtsöffnungen wird nicht ganz zufällig vom Intimbereich gesprochen, und der erotische Reiz dieser Region hängt sicher stark mit diesem Aspekt zusammen. Am Kopf ist es insbesondere der Mund, der eine Signalwirkung hat.
In manchen streng-islamischen Kulturen, z.B. am Golf, verschleiern die Frauen nicht nur ihre Haare, sondern auch das Gesicht. Der Mund mit seinen verlockenden Lippen, aber auch die Nase mit ihren manchmal leicht sinnlich bebenden Nüstern sind für diese Menschen ein Erotiksymbol.
Dass den Lippen – gerade bei Frauen – auch in den modernen Industrienationen eine wichtige Bedeutung zukommt, zeigt sich schon allein daran, dass sehr viele Frauen ihre Lippen schminken. Von dezenten Tönen über schimmerndes Gloss bis hin zum knallig bemalten Mund – der Fantasie sind hier kaum Grenzen gesetzt.
Männer schminken ihre Lippen dagegen nur in Ausnahmen, z.B. beim Karneval, doch für viele Homosexuelle und Transvestiten liegt im Schminken generell ein besonderer Reiz. Auch der Bart, insbesondere der Schnauzbart bzw. der Lippenbart, kann diese Körperöffnung betonen. Nicht umsonst ist der Männerbart ja auch ein sekundäres Geschlechtsmerkmal.
Aber es ist nicht allein Erotik und Sexualität, die durch den Mund verkörpert werden, geküsst wird natürlich auch aus anderen Gründen: Kinder werden von ihren Eltern gern geherzt, und viele Menschen drücken sich zur Begrüßung mindestens ein, oft auch mehrere Küsschen abwechselnd auf die Wangen. Der Kuss steht für Liebe und Zuneigung.
Der Verhaltensforscher Irenäus Eibl-Eibesfeldt erklärt diesen Vorgang aus evolutionsbiologischer Sicht: Bei vielen Tierarten, insbesondere bei den Vögeln, füttern Eltern ihre Jungen, indem sie ihnen Nahrung in den Schlund würgen.

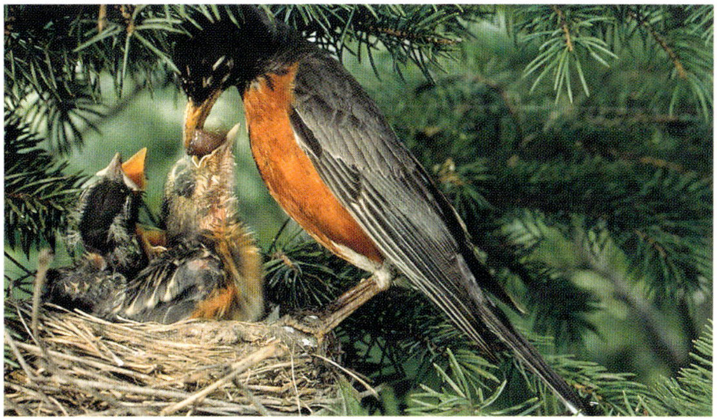

Bei vielen Tierarten, insbesondere bei den Vögeln, füttern Eltern ihre Jungen, indem sie ihnen Nahrung in den Schlund würgen.

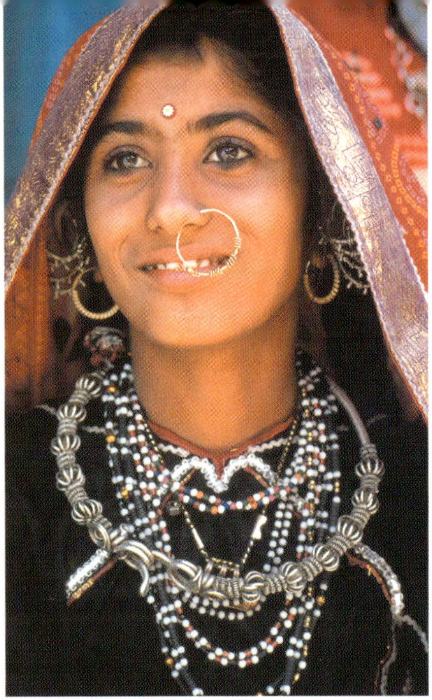

Beim Menschen hat die Evolution dafür gesorgt, dass das viel eleganter über die Mutterbrust geht, die das Beste liefert, mit dem ein Säugling ernährt werden kann. Später übernehmen das dann Fläschchen und Löffel, wobei der Kontakt zur Mutter noch immer eine sehr große Bedeutung hat. Ich selbst habe einen anderthalb Jahre alten Sohn, der trotz aller Vaterliebe am liebsten von der Mutter gefüttert wird. Doch die Nahrungsaufnahme dient in der Entwicklungsgeschichte der Menschheit nicht nur der Nährmittelzufuhr, sondern hat auch wichtige soziale Aspekte. Möglicherweise ist der Kuss auch eine Art

Ohrringe zieren – in immer größerer Anzahl – bei vielen Frauen und zunehmend auch Männern nicht nur das empfindliche Ohrläppchen.

Der Reiz der Nasenlöcher wird in Indien, aber auch einigen afrikanischen Ländern – und vermehrt auch in unseren Breiten – durch einen Nasenring unterstrichen.

Relikt aus dieser Zeit. Zuwendung und Zuneigung werden durch diese soziale Kussfütterung ausgetauscht. Kein Wunder, dass der Kuss auch die Libido generell anregt.

Im Tierreich ist die Fütterung nach wie vor ein wichtiger Bestandteil der Brautwerbung: So bezirzen viele Vogelmännchen die Auserwählte zunächst mit einem appetitlichen Wurm, und auch das Männchen so mancher Spinnenart bringt seiner Auserwählten ein gut verschnürtes Paket mit Leckereien. Übrigens hat sich diese Strategie in gewisser Hinsicht auch bei uns erhalten: Viele Männer laden die Dame ihres Herzens zunächst einmal zum Essen ein, und auch Frauen kochen gerne einmal für den Mann, mit dem sie eigentlich nicht nur essen wollen.

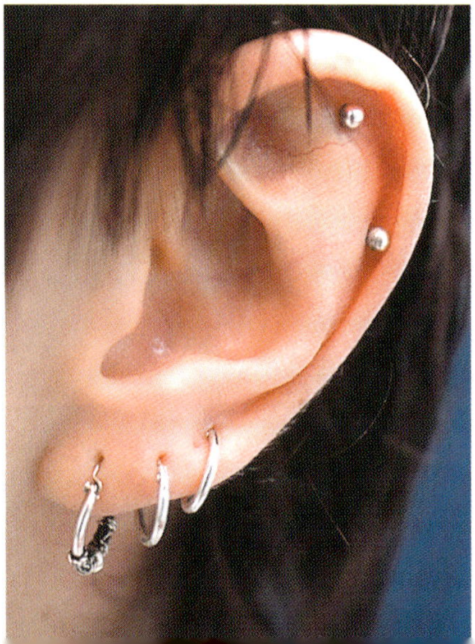

Den anderen Körperöffnungen des Kopfes kommt dagegen kulturell eine wohl geringere Bedeutung zu, doch auch hier sollte nichts unterschätzt werden. Eskimos zeigen bei der Begrüßung ihr berühmtes Nasereiben, und der Reiz der Nasenlöcher wird in Indien, aber auch einigen afrikanischen Ländern und vermehrt auch in unseren Breiten durch einen Nasenring unterstrichen. Ähnliches gilt auch für das Ohr: Ohrringe zieren bei vielen Frauen und zunehmend auch Männern das empfindliche Ohrläppchen; seit einigen Jahren werden darüber hinaus die Ohrmuscheln ebenfalls mit einer zunehmenden Anzahl von Ringen und Steinen dekoriert.

Es ist also durchaus sinnvoll, sich die Körperöffnungen des Kopfes einmal gezielt vorzunehmen. Und das wollen wir nun im Folgenden tun.

Für ihre tatkräftige Unterstützung bei diesem Buch und so manchen fachlichen Rat bedanken wir uns bei der Ernährungswissenschaftlerin und Journalistin Swantje Stein, der Stimmlehrerin Gertrud Weigelin und dem Zahnarzt Hans-Martin Anspach aus Bonn.

Jetzt wünsche ich Ihnen viel Spaß bei der Lektüre unseres Buchs und beim Ausprobieren der Rezepte.

Ihr

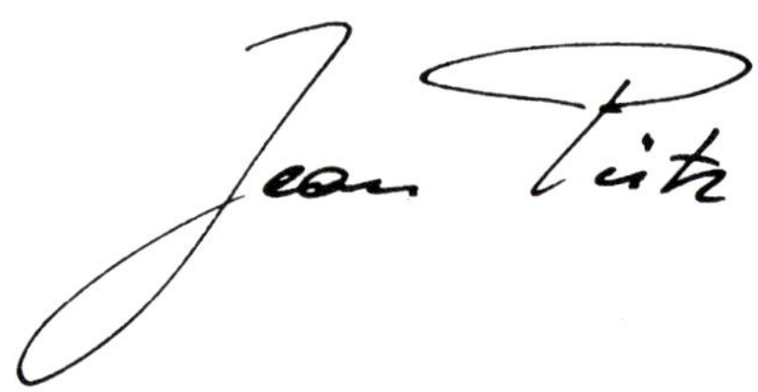

Der Mund – Tor zum Körper

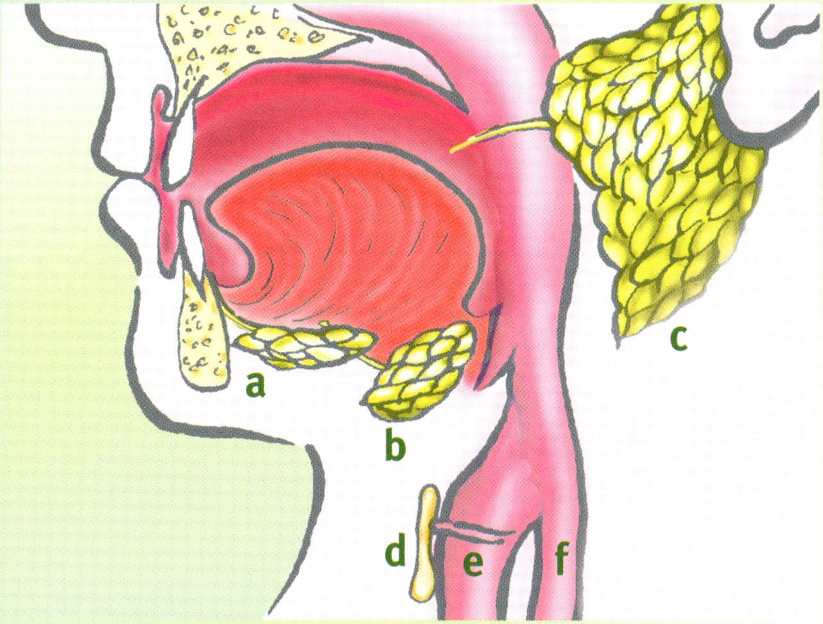

Die Verdauung beginnt bereits im Mund: Unterzungendrüsen (a), Unterkieferdrüsen (b) und Ohrspeicheldrüsen (c) produzieren die ersten Enzyme, die bereits beim Kauen von kohlenhydrathaltigen Speisen Traubenzuckermoleküle aus Stärkemolekülen herauslösen. Danach passiert der eingespeichelte Nahrungsbrei den Kehlkopf (d) und wird durch die Speiseröhre (f) zum Magen transportiert. Gefährlich wird es, wenn Speisen in die Luftröhre (e) gelangen.

Unter dem Stichwort Mund wollen wir in diesem Buch den Mundinnenraum, die Lippen und ihre Umgebung sowie die Zunge behandeln.

Unser Mund ist von zentraler Bedeutung bei der Nahrungsaufnahme, bei der zunächst die Lippen und Zähne die Nahrung erfassen. Dann wird das Essen zerkleinert und mit Zunge und Speichel zu einem weichen Brei gemengt. Damit bei diesem Vorgang die Speise nicht wieder aus dem Mund herausfällt, verschließen die Lippen den Mundraum zu einer Kammer, deren einziger Ausgang nun der Schlund ist. Mit dem ersten Bissen, der bei einer Mahlzeit in den Mund genommen wird, setzt die Verdauung ein. Der Speichel fließt und mit ihm die ersten Verdauungsenzyme, die bereits im Mund beginnen, die Nahrung aufzuschließen. Diese werden von drei Drüsenpaaren produziert, die sich unter der Zunge und den Ohren befinden (siehe Abb. *oben*) und die bezeichnenden Namen Unterzungen-, Unterkiefer- und Ohrspeicheldrüse tragen. Sie nehmen beim Kauen sofort ihre Funktion auf. Manchmal wird ihre Reaktion sogar schon früher ausgelöst, nämlich dann, wenn uns beim Anblick, beim Geruch oder beim alleinigen Gedanken an eine leckere Speise buchstäblich das Wasser im Munde zusammen läuft. Außerdem sind über den gesamten Mundraum Speichelzellen verteilt, die so genannte mucöse Flüssigkeit abgeben, das ist dickflüssiger Speichel, der die Nahrung rutschig macht. Pro Tag produziert ein gesunder Mensch zwischen einem und zwei Liter Speichel. Das ist sehr wichtig, da nur auf diesem Weg sicher gestellt werden kann, dass die Speisen auch anständig „rutschen" und die Zähne ausreichend von Speiseresten befreit werden.

Speichel oder Spucke besteht zu 99 % aus Wasser, der Rest sind neben den Mineralsalzen Eiweiße, die eine erste Funktion bei der Verdauung im Mund übernehmen. Das Gemisch der Sekrete von Mund- und Ohrspeicheldrüse enthält Enzyme, die besonders Kohlenhydrate andauen. Das lässt sich durch ein kleines Experiment überprüfen: Nehmen Sie einen Bissen Brot, Nudeln oder ein anderes stark kohlenhydrathaltiges Lebensmittel in den Mund. Kauen Sie länger auf diesem Bissen herum, als Sie dies normalerweise täten. Speicheln Sie die Nahrung gut ein und achten Sie auf den Geschmack. Nach einiger Zeit werden Sie eine leichte Süße feststellen. Dieser süße Geschmack stammt von Traubenzuckermolekülen, die durch die Enzyme des Speichels aus den Stärkemolekülen herausgelöst wurden. Fette und Eiweiße werden im Mund dagegen noch nicht angegriffen. Neben den Verdauungsenzymen enthält der Speichel noch andere Stoffe: Zum einen sind das Mineralien, ein anderer ist das Enzym Lysozym, das die Zellwände von Bakterien angreift. Spucke hat somit auch eine leicht antibakterielle Wirkung. Es ist also durchaus sinnvoll und keineswegs unhygienisch, an kleinen Wunden zu saugen oder zu lecken.
An dieser Stelle sollte natürlich nicht unterschlagen werden, dass der Mund auch noch ganz andere Aufgaben erfüllt.
Er ist unser Sprachrohr und – ganz wichtig – natürlich auch zum Küssen da.

Anders als bei den meisten Säugetieren sind die Lippen beim Menschen besonders auffällig und dekorativ, weil die Gesichtshaut hier in eine haarlose Schleimhaut übergeht. Diese ist so dünn, dass die darunter liegenden Blutgefäße als Lippenrot durchscheinen.

DIE LIPPEN – ZARTE BARRIERE ZUR AUSSENWELT

Die Lippen schließen den Mund nach außen hin ab. Sie sind äußerst bewegliche Körperteile, in ihnen steckt eine ungeheure Mimik. Wir können mit ihnen und den umgebenden Gesichtspartien lachen, Trauer oder Missbilligung ausdrücken, sie zornig zusammenpressen oder verführerisch schürzen. Weiterhin unterstützen sie uns beim Sprechen. Insgesamt neun Muskeln sind für diese Vielfalt verantwortlich. Übrigens: Neben den Lachmuskeln gibt es eigens einen Muskel, der die Unterlippe zum Schmollmund abwärts zieht, und einen, der für die Ausbildung des Kinngrübchens verantwortlich ist.

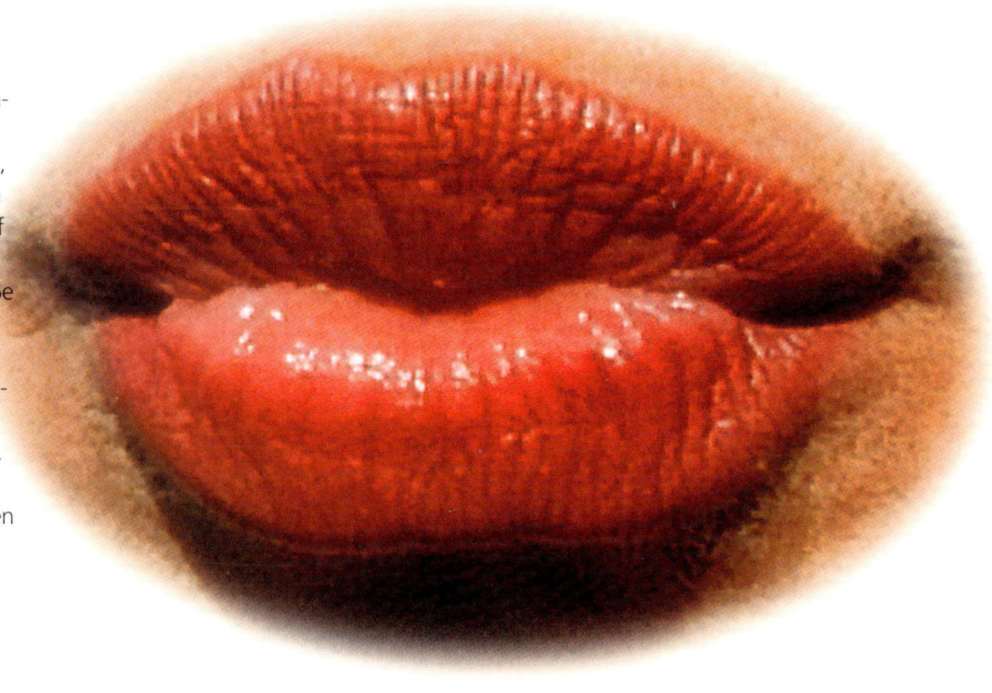

Der Mund und die Lippen ziehen viel Aufmerksamkeit auf sich und sollten deshalb so schön und gepflegt wie möglich sein, doch die Schleimhaut ist sehr empfindlich: Kälte, Wind, aber auch intensive Sonnenstrahlen können die Lippen austrocknen und so rau machen oder gar zum Aufplatzen bringen. Deshalb ist es wichtig, die Lippen an kalten oder stürmischen Tagen bereits vor dem Verlassen des Hauses zu pflegen (siehe *Seite 9 ff.*), das gilt auch vor dem Sonnenbad. Hier sollte neben der Lippenpflege zusätzlich ein bisschen Sonnenschutzmilch mit einem hohen Lichtschutzfaktor von ca. 10 – 20 aufgetragen werden.

Zarte Lippen soll man pflegen

Wenn die Lippen mit unseren folgenden Rezepturen geschützt werden, bleiben sie auch bei Wind und Kälte weich und zart. Lippenpflege einfach mit dem Finger auftragen. Unkonserviert halten alle Rezepturen ca. zwei Monate. Zur besseren Haltbarkeit empfiehlt es sich, diese gegebenenfalls im Kühlschrank aufzubewahren. Bei längerem Gebrauch sollte mit Paraben K konserviert werden (siehe *oben*), allerdings treten gegen diesen Stoff leider immer wieder Allergien auf.

Paraben K ist eine Mischung aus Methylparaben und Propylparaben. Ersteres wirkt gegen Bakterien, letzteres zusätzlich auch gegen Pilze. Außerdem enthält unser Paraben K noch den antimikrobiellen Duftstoff Benzylalkohol sowie Farnesol, ein Wirkstoff, der auch im ätherischen Öl vieler Pflanzen enthalten ist und das Bakterienwachstum hemmt. Paraben K ist ein mildes Konservierungsmittel: Bei einem Zusatz von 10 Tropfen auf 100 Milliliter hält die Konservierung drei Monate lang, bei 20 Tropfen sind es sechs. Eine weitere Erhöhung der Konzentration verlängert die Haltbarkeit nicht mehr.

Lippenpomade für alle Tage

15 ml	Avocadoöl
6 g	Bienenwachs
2 g	Sheabutter
4 Tr.	alpha-Bisabolol
1 g	Haarchitin HT
evtl. 8 Tr.	Paraben K
evtl. 1 Messl.	Perlglanzpigment rot

Avocadoöl, Bienenwachs und Sheabutter in einem feuerfesten Becherglas auf der Herdplatte schmelzen und mit einem Glasstab bis auf ca. 40 °C kalt rühren. In die erkaltende Mischung alpha-Bisabolol, Haarchitin HT und gegebenenfalls den Konservierungsstoff Paraben K einrühren und die Masse in einen kleinen Tiegel füllen. Wer mit der Lippenpflege gleichzeitig auch etwas Farbe auftragen möchte, kann dem Balsam noch einen Messlöffel unseres roten Perlglanzpigments beigeben.

Wir haben **Haarchitin** zunächst in unseren Shampoos und Spülungen mit gutem Erfolg ausprobiert. Der Rohstoff, der aus den Panzern von Krabben und Garnelen gewonnen wird, macht aber auch die Lippen seidig und hält sie

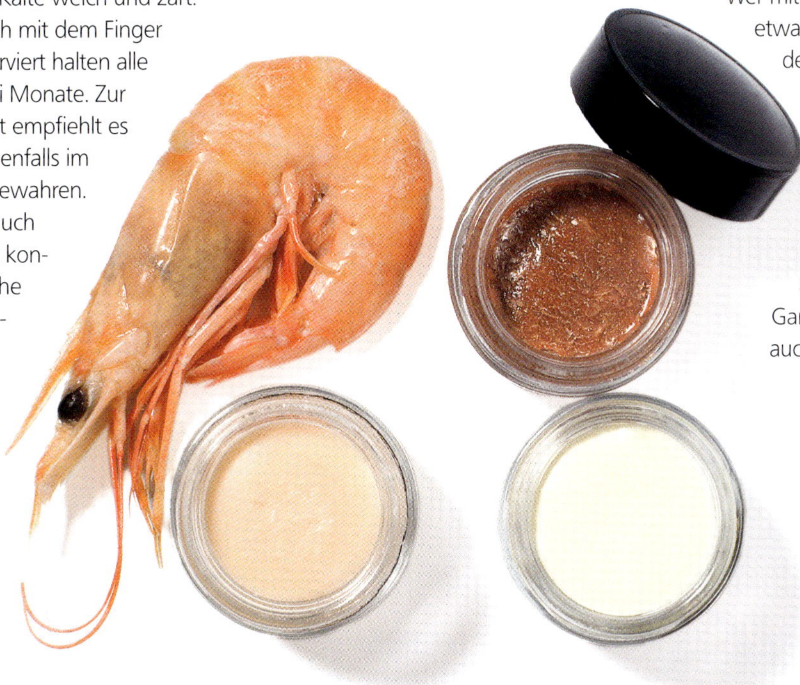

Das Haarchitin in unserer Lippenpomade wird aus den Panzern von Krabben und Garnelen gewonnen, macht die Lippen seidig und hält sie feucht.

feucht. **Alpha-Bisabolol** ist der öllösliche Hauptwirkstoff aus der Kamille und wirkt entzündungshemmend und heilend. **Sheabutter** wird aus der Nuss des afrikanischen Sheanussbaumes *Butyrospermum parkii Kotschy* gewonnen. Dieses Fett enthält unter anderem eine Art Harz, das Zimtsäureester beinhaltet. Dadurch wirkt dieser hautfreundliche Rohstoff zugleich desinfizierend und heilend. Genauere Informationen hierzu finden Sie in den Hobbythekbüchern „Mit der Hobbythek gesund durchs Jahr" und „Natürliche Kosmetik selbst gemacht".

Lippencreme für angegriffene Lippen

10 ml	Avocadoöl
3 g	Fluidlecithin Super
10 g	Bienenwachs
2 ml	Johanniskrautöl
3 Tr.	Salbeiöl (*Salvia officinalis*)
1 ml	Niemrindentinktur (siehe *Seite 28*)
1 ml	Kamillenextrakt
evtl. 6 Tr.	Paraben K

Avocadoöl, Fluidlecithin und Bienenwachs in einem feuerfesten Becherglas auf der Herdplatte schmelzen. In die erkaltende Mischung Johanniskrautöl, ätherisches Salbeiöl, Niemrindentinktur, Kamillenextrakt und gegebenenfalls unser Konservierungsmittel Paraben K zugeben und rühren. Die noch warme Mischung in einen kleinen Tiegel füllen. Creme mit den Fingern auftragen. Die Pflanzenextrakte pflegen und heilen bereits aufgesprungene Lippen. **Fluidlecithin Super** ist ein natürliches Lecithin aus der Sojabohne, dem noch Distelöl zugesetzt wurde. Es wirkt rückfettend und hat emulgierende Eigenschaften, sprich, es verbindet Wasser- mit Öltropfen.

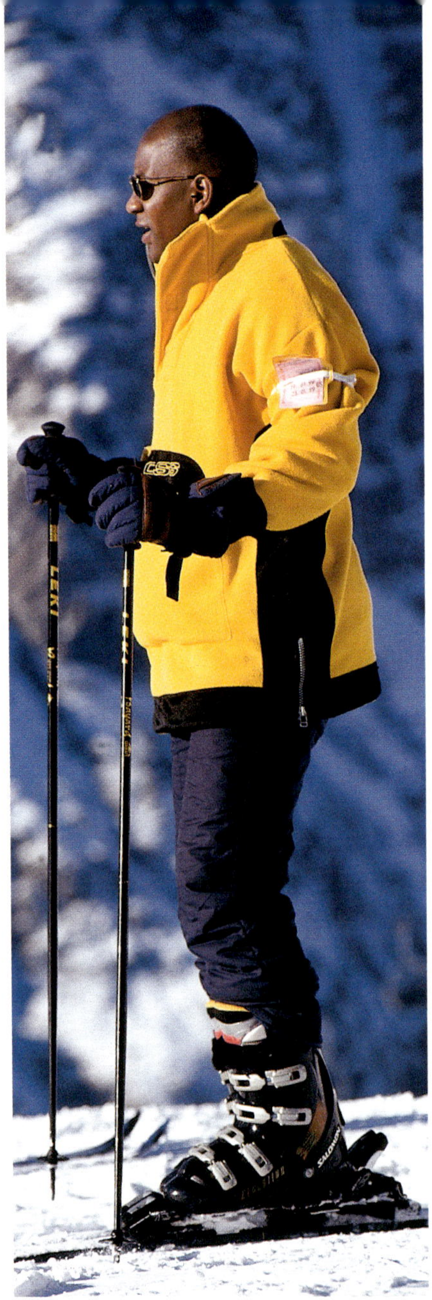

Bei Kälte und Sonne ist es besonders wichtig, die Lippen zu pflegen und geschmeidig zu halten.

Lippenpomade „Gletschersonne"

4 g	Bienenwachs
2 g	Sheabutter
15 ml	Olivenöl
1 g	Zinkoxid
25 Tr.	Vitamin-E-Fluid
2 Msp.	Campher oder Menthol
evtl. 5 Tr.	Paraben K

Bienenwachs, Sheabutter und Olivenöl in ein feuerfestes Becherglas geben und auf der Herdplatte schmelzen. Zinkoxid unterrühren und in die erkaltende Masse Vitamin-E-Fluid und Campher bzw. Mentholkristalle geben. Dadurch erhält die Lippenpomade eine angenehme Kühle. Gegebenenfalls mit Paraben K konservieren und die noch warme Mischung in einen kleinen Tiegel füllen. Creme mit den Fingern auftragen. Diese Lippenpflege eignet sich besonders für den Wintersport oder den Strandurlaub.

Kinderlippenpomade mit Frusip's

15 ml	Avocadoöl
6 g	Bienenwachs
2 g	Fluidlecithin Super
5 Tr.	D-Panthenol
1 TL (5 ml)	Frusip's, z.B. Erdbeere
evtl. 8 Tr	Paraben K

Avocadoöl, Bienenwachs und Fluidlecithin Super in ein feuerfestes Becherglas geben und auf der Herdplatte schmelzen. In die erkaltende Mischung D-Panthenol und Frusip's Erdbeere oder ein anderes Frusip's

Ihrer Wahl geben, gegebenenfalls mit Paraben K konservieren und in einen kleinen Tiegel füllen. Kinderlippenpomade mit dem Finger auftragen. **D-Panthenol** ist ein Haut pflegendes Provitamin des Vitamin B_5 (Pantothensäure). Es wirkt heilend und gibt der Haut Feuchtigkeit.
Das folgende Rezept pflegt die Lippen und verleiht ihnen gleichzeitig einen schimmernden Glanz.

Lippenglanz HT

10 g	Ricinusöl (enthydrolisiert)
2 g	Bienenwachs
evtl. 3 Tr.	Paraben K
evtl. 1 Messl.	Perlglanzpigment

Ricinusöl und Bienenwachs vorsichtig in einem feuerfesten Becherglas auf dem Herd schmelzen und kalt rühren. Gegebenenfalls Paraben K zugeben und bei Bedarf Perlglanzpigment in die erkaltende Mischung rühren. Bei einem Lippengloss ist vor allen Dingen der transparente Glanz entscheidend. Durch den Zusatz von Farbpigmenten wird dieser geschmälert. Masse in einen kleinen Tiegel füllen und mit den Fingern auftragen.
Dem **Ricinusöl** müssen zuvor die darin natürlich enthaltenen giftigen Bestandteile entzogen werden; dies geschieht beim so genannten Hydrolisieren.

Aufgesprungene Mundwinkel

Doch trotz aller Pflege können die Lippen an den Mundwinkeln aufspringen. Dies kann z.B. durch eine nicht ausreichende Höhe der Bisslage verursacht werden, ist aber auch oftmals ein Zeichen für Vitaminmangel. Um diesen zu beheben, empfehlen wir unser **Multivitaminpulver HT**.
Schon 200 mg davon, das entspricht etwa einer Messerspitze, deckt den von der Deutschen Gesellschaft für Ernährung empfohlenen Tagesbedarf eines erwachsenen Menschen an Vitaminen. Einfach in kalte Getränke einrühren.
Unser Multivitaminpulver enthält neben den Vitaminen B_1, B_2, B_6, B_{12}, C und E, Biotin, Folsäure, Niacin und Pantothensäure.

Um den Heilprozess zu unterstützen und infektiöse Keime zu beseitigen, können die Mundwinkel mit unserer Mundwinkelessenz bestrichen werden:

Mundwinkelessenz gegen aufgesprungene Mundwinkel

1 ml	Teebaumöl (*Melaleuca alternifolia*)
1 ml	Lavendelöl (*Lavandula angustifolia*)
1 ml	Salbeiöl (*Salvia officinalis*)
1 ml	Thymianöl (*Thymus vulgaris*)
5 ml	Haselnussöl
2 Tr.	LV 41
50 Tr.	Vitamin-ACE-Fluid

Öle, den Emulgator LV 41 und Fluid zusammengeben, fertig. Mundwinkel mit einem in der Essenz getränkten Wattestäbchen oder einem Wattepad mit etwas Druck mehrmals am Tag behandeln. Die ätherischen Öle wirken entzündungshemmend und desinfizierend, das Vitamin-ACE-Fluid versorgt die Gewebezellen im Mundwinkel lokal mit den Vitaminen A, C und E.

Fluids – Liposome packen ein

In der Kosmetik sind Fluids außerordentlich beliebt, da die darin enthaltenen winzigen Liposome Zellmembranen passieren können und so Wirkstoffe direkt in die Haut transportieren. Liposome sind Hohlkügelchen aus Phospholipiden, die in ihrem Aufbau dem der Zellmembran entsprechen und in ihrem Inneren Wirkstoffe enthalten können. Die fettige Komponente ragt bei ihnen ins Innere, der wasserlösliche Anteil nach außen. Fluids sind deshalb wasser- und nicht fettlöslich. Sie sehen wie Milch aus, allerdings sind ihre Liposome viel kleiner als die Fetttropfen der Milch.
Beim Vitamin-ACE-Fluid wurden die Vitamine A, C und E gemeinsam „verpackt".

HERPES, MUNDGERUCH UND ANDERE PROBLEME „RUND UM DEN MUND“

Mitesser am Lippenrand

An der Übergangszone zwischen Lippen und umgebender Haut entwickeln sich leicht Mitesser. Diese äußern sich als kleine, meist dunkel gefärbte Punkte, die den Lippenrand „zieren“. Anscheinend verstopfen die Talgdrüsen an dieser Stelle besonders gern, mit der Zeit verfärbt sich durch die Lichteinwirkung der Talgpfropf nach außen hin schwarz und bildet so den dunklen unschönen „Stippen“ am Mund. Da sich die empfindliche Haut im Lippenbereich besonders leicht entzündet, ist beim Entfernen solcher Mitesser besondere Vorsicht und Hygiene angesagt. Andernfalls können dort gefährliche Infektionen entstehen, die im Extremfall sogar in einer Blutvergiftung gipfeln. Wer es mit der Hygiene nicht so genau nimmt oder mit dem von uns gezeigten Verfahren keinen Erfolg hat, sollte deshalb den Pfropf von einem Arzt entfernen lassen.

Zunächst den Mitesser mit etwas unverdünntem Teebaumöl desinfizieren. Halten Sie danach Ihr Gesicht mindestens 5 Minuten über eine Schüssel mit heißem Wasserdampf. Die Wärme und das Teebaumöl machen den Talgpfropfen weich und dickflüssig. Nun kann er mit zwei Wattestäbchen oder den sauberen Fingern vorsichtig herausgedrückt werden. Danach muss noch einmal desinfiziert werden, dies kann mit unserem **Kosmetischen Basiswasser**, das ist 95 % Weingeist, der leicht parfümiert und mit dem Haut pflegenden Stoff D-Panthenol versetzt wurde, geschehen oder noch einmal mit Teebaumöl.

Herpes – unberechenbare Bläschen

Während die Mitesser am Lippenrand eigentlich nur hässlich aussehen, können die juckenden Herpesbläschen, die durch das *Herpes-simplex*-Virus verursacht werden, zur körperlichen Qual werden. Die Hautveränderungen treten nicht nur an der Lippe, sondern auch an den Schleimhäuten auf, z.B. im Intimbereich. Deshalb wird die Herpesinfektion manchmal auch zu den Geschlechtskrankheiten gezählt. Die Experten unterscheiden zwei Typen von *Herpes-simplex*-Viren: HPV 1 ruft bevorzugt die Lippenbläschen hervor, HPV 2 befällt v. a. die Geschlechtsorgane.

Man steckt sich mit dem *Herpes-simplex*-Virus längst nicht immer über den Geschlechtsakt oder durch Küssen an; häufig wird der Erreger nämlich schon während der Geburt von der Mutter an ihr Kind weiter gegeben.

So kommt es, dass ca. 90 % der Bevölkerung als infiziert gelten. Meist verläuft die Erstinfektion symptomfrei, manchmal entstehen aber auch kleine Veränderungen an der Mundschleimhaut. Das Virus wandert dann in die Ganglien, das sind Anhäufungen von Nervenzellen, und bleibt dort, bis es „gestört“ und damit mobilisiert wird. Solche Störungen sind z. B. Erkältungen, Stress, Vitamin-C-Mangel, kleinste Wunden oder Sonnenbestrahlung, aber auch Ekel.

Doch das muss nicht sein, so gibt es Menschen, die seit vielen Jahren mit dem Herpesvirus leben, ohne überhaupt von dieser Infektion zu wissen, da ihr Immunsystem dafür sorgt, dass sämtliche Symptome völlig ausbleiben. Bei anderen brechen die Bläschen dagegen ständig auf. Doch hier gibt es mittlerweile wirksame Maßnahmen und Hilfe. Besonders bewährt hat sich dabei das Teebaumöl.

Hilfe gegen Herpes

Betroffene Stellen sollten jede Stunde mit unverdünntem Teebaumöl betupft werden. Nach ca. 24–36 Stunden beginnen die befallenen Hautpartien zu spannen, da sie von dem unverdünnt aufgetragenen ätherischen Öl austrocknen. Nun sollte zur weiteren Behandlung eine 10 %ige Mischung aus ätherischem und fettem Öl, z.B. Haselnussöl, verwendet werden:

Ölmischung zur Nachbehandlung von Herpesbläschen

1 ml	Teebaumöl (*Melaleuca alternifolia*)
9 ml	Haselnussöl

Öle kalt zusammengeben und vermischen. Das leichte Haselnussöl bzw. die Ölmischung zieht besonders gut in den betroffenen Hautbereich ein.

Tipp: Diese Mischung eignet sich auch besonders gut für den Intimbereich. Menschen, die besonders häufig unter Herpes leiden, sollten vorsorglich ein kleines Fläschchen reines Teebaumöl oder, wenn Sie darauf empfindlich reagieren, unsere Ölmischung gegen Herpesbläschen bei sich führen. Bei den geringsten Symptomen müssen die betroffenen Hautpartien sofort behandelt werden. In den allermeisten Fällen kann man so den Herpesausbruch verhindern.

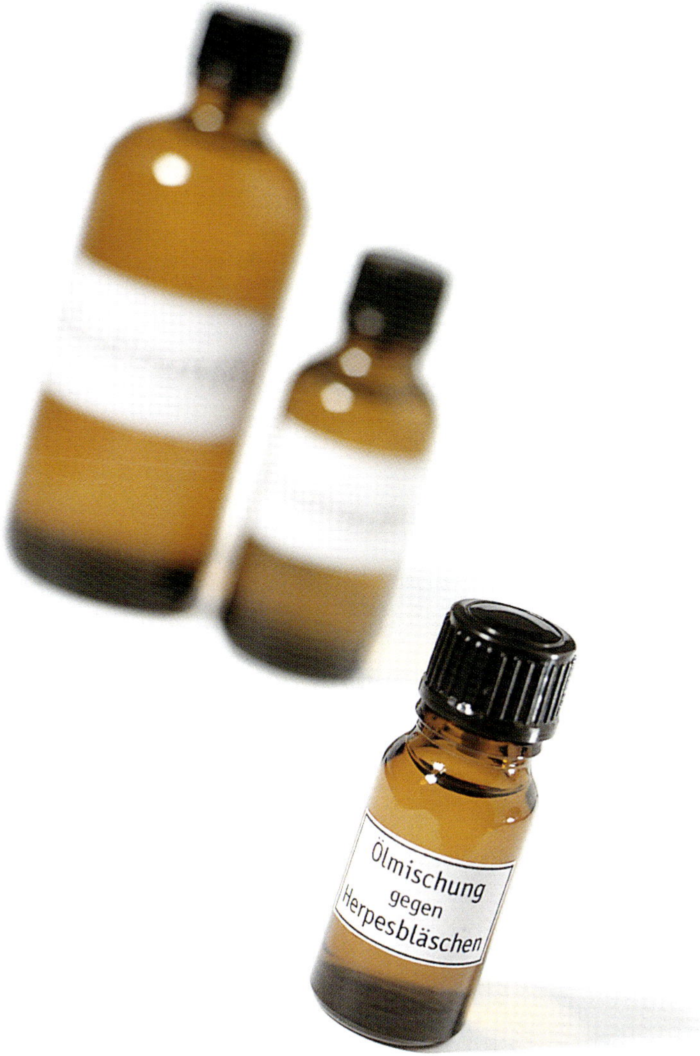

Mit Teebaumöl und Haselnussöl kann man bei rechtzeitiger Anwendung in den allermeisten Fällen einen Herpesausbruch verhindern.

Neben dem Teebaumöl, das aus dem australischen Teebaum (*Melaleuca alternifolia*) gewonnen wird und auch bei uns längst zur Geheimwaffe gegen Bakterien, Viren und Pilze geworden ist, kann man auch andere Öle zur Behandlung von Herpes einsetzen. Dazu zählen Geraniumöl (*Pelargonium odorantissimum*) und das Öl des Kriechenden Ysop aus der Stammpflanze *Hyssopus officinalis var. decumbens*. Der Ysop ist in Frankreich ein beliebtes Küchenkraut und wird auch Josephskraut genannt, sein Öl ist angenehm mild.

Herpesöl ohne Teebaumöl

25 Tr.	Geraniumöl *(Pelargonium odorantissimum)*
25 Tr.	Ysopöl *(Hyssopus officinalis var. decumbens)*
9 ml	Haselnussöl

Öle zusammengeben, fertig. Diese Ölmischung hat einen besonders angenehmen Geruch. Sie eignet sich insbesondere für die Menschen, die den Teebaumölgeschmack nicht mögen. Ausführliche Informationen über die verwendeten ätherischen Öle und ihre Wirkprinzipien finden Sie in dem Buch „Praxis der neuen Aromatherapie" von Jean Pütz und Dr. Kurt Schnaubelt.

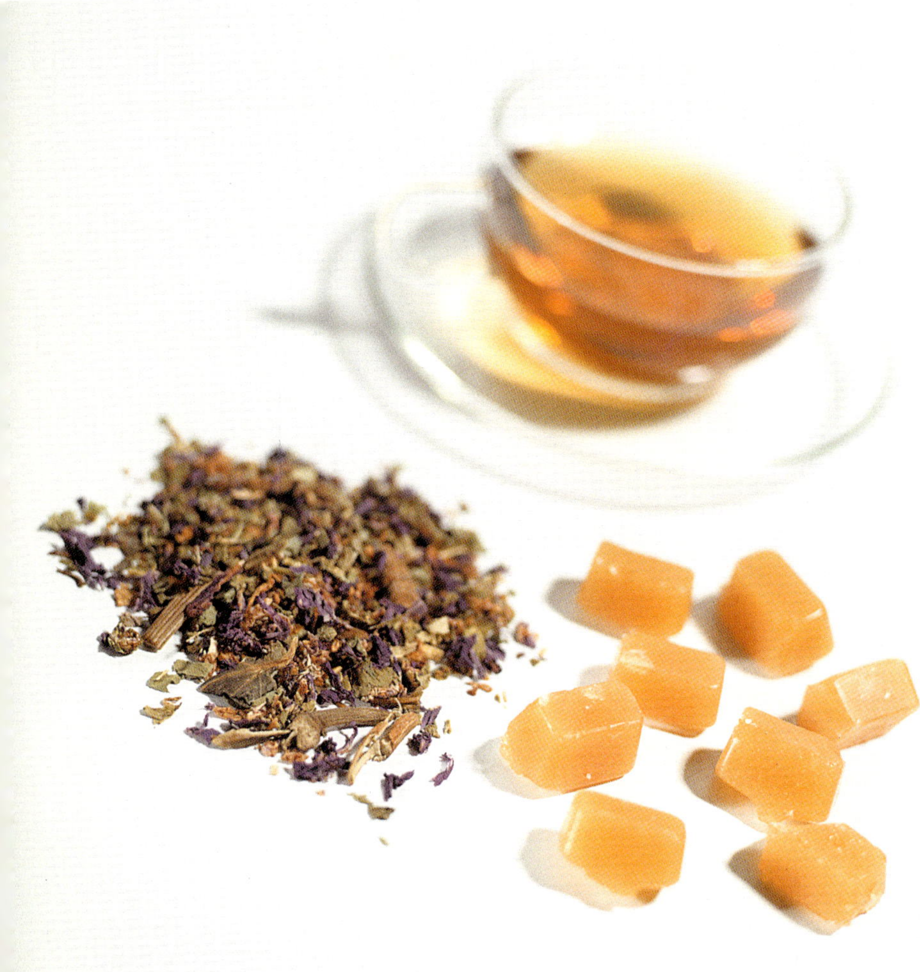

Der Tee und auch die Drops im Vordergrund wirken, z. B. bei Erkältungen, durch ihren bitteren bzw. sauren Geschmack gegen einen trockenen Mund.

Beide Ölmischungen eignen sich auch zur Behandlung von **Aphthen**. Aphthen sind Schleimhautverletzungen, die auf einer Entzündung darunter liegender winziger Blutgefäße beruhen. Sie sind klein, sehen weißlich aus und verursachen höllische Schmerzen. Die entzündeten Blutgefäße gehen dabei zugrunde und die betroffene Schleimhaut wird abgestoßen. Nach wie vor ist unklar, welche Ursachen immer wieder zum Ausbruch der Aphthen führen. Lange Zeit machte man den Herpeserreger dafür verantwortlich, mittlerweile werden Stress, scharfe Gewürze und hormonelle Probleme als Ursachen angenommen.

Das ca. einwöchige Malheur kann etwas abgekürzt und in seinen Symptomen gelindert werden, denn auch hier wirkt unser Tausendsassa Teebaumöl wahre Wunder. Einfach mit einem Wattestäbchen auf die Aphthe tupfen oder statt dessen eine unserer Herpesölmischungen (siehe *Seite 12 f.*) verwenden. Die Behandlung kann durch Mundspülungen mit Erva de Bugre-Tee (siehe *Seite 23*) unterstützt werden.

Einfach 1 TL Erva de Bugre-Blätter pro Tasse mit siedendem Wasser überbrühen und 10 Minuten stehen lassen.

Der trockene Mund – Problem bei Erkältungen

Ein trockener Mund, der häufig als Begleiterscheinung bei Erkältungskrankheiten entsteht, ist für den Betroffenen äußerst unangenehm und kann im Extremfall sogar völlig den Appetit nehmen.

Denn – obwohl es zunächst paradox erscheint – wecken gerade bittere Geschmackseindrücke die Speichel- und Verdauungssaftproduktion.

Das beweisen auch die nachfolgenden Bonbons, die zudem noch gut schmecken:

Saure Drops gegen einen trockenen Mund

200 g	Isomalt
1 TL	Äpfelsäure
3 TL	Frusip`s Zitrone-Limette

Isomalt mit Äpfelsäure vermischen und die Mischung in der Pfanne schmelzen. Frusip's zusetzen und Bonbons wie in der Abb. auf *Seite 19* gießen. Die Säure aus den fruchtigen Drops regt den Speichelfluss an.

Unser Tee gegen einen trockenen Mund schmeckt zwar nicht allzu gut, aber auch er erfüllt seine Aufgabe hervorragend. Auch die Verdauungssäfte im Magen werden durch den Tee angeregt.

Tee gegen trockenen Mund

10 g	Tausendgüldenkraut
5 g	Wermutkraut
10 g	Mischung aus Löwenzahnwurzel und -kraut
10 g	Guaco
10 g	Malvenblüten

Teedrogen in einer Schüssel vorsichtig miteinander vermengen. Tausendgüldenkraut, Wermut und Löwenzahn wirken über ihren bitteren Geschmack, die Malvenblüten mildern diese Bitterkeit etwas. Die Urwaldliane Guaco (siehe *Seite 16*) unterstützt die Teewirkung und rundet den Geschmack ab. Ohne diesen Zusatz wirkt der Tee etwas schwächer.

Einen Teelöffel Teemischung in eine Tasse geben, mit kochendem Wasser übergießen und 10 Minuten ziehen lassen. Da der Tee sehr bitter ist, darf er mit etwas Zucker, Honig oder unserem Süßstoff **Lightsüß HT** gesüßt werden. Um die Wirkung zu verstärken, können Sie noch einen Teelöffel Zitronensaft zusetzen. Die Säure lockt dann weitere Verdauungssäfte (siehe auch unsere „Sauren Drops gegen einen trockenen Mund" von *Seite 14*). Tee ein wenig im Mund bewegen, dann hinunterschlucken. Sollten Sie den Geschmack dennoch unerträglich finden, kann die Teemischung mit der gleichen Menge Rooibos- oder Rotbuschtee, also 45 g, versetzt werden. Rotbuschtee enthält kein Koffein und dient lediglich der Geschmacksverbesserung, schwächt allerdings die Wirkung unseres Tees etwas ab.

Dass die Geschmacksrichtung bitter die Verdauungssäfte lockt, macht man sich übrigens auch beim Magen- oder Kräuterbitter zunutze. Da dieser jedoch nach dem Essen üblicherweise schnell gekippt wird, entfaltet sich seine Wirkung im Mund kaum. Unser „Kräuterbitter HT" ist dagegen ein Aperitif und sollte deshalb etwas im Mund behalten werden.

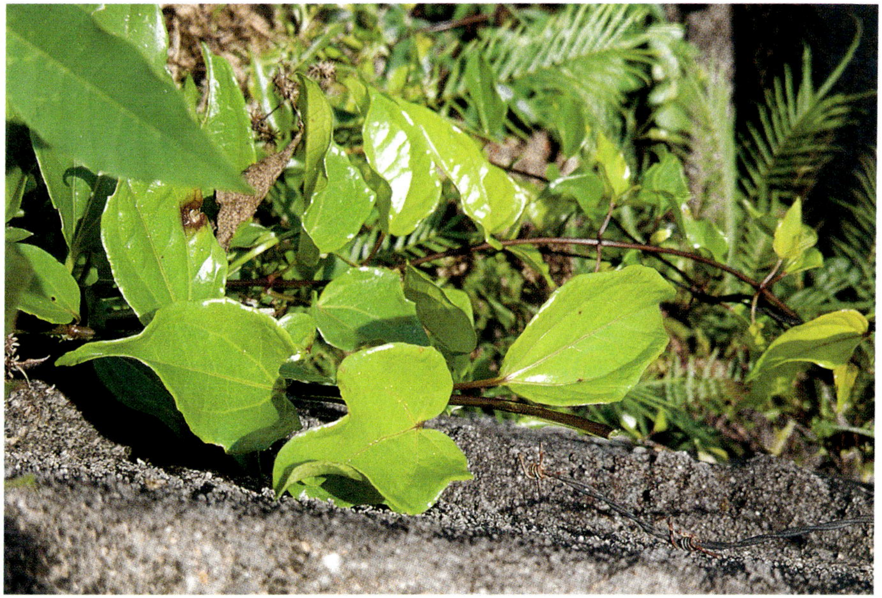

In Brasilien wird die Guacopflanze (im Vordergrund) gegen Bronchialleiden, Erkältungen, Grippe und sogar Keuchhusten eingesetzt. Außerdem soll Guaco bei Rheuma helfen und äußerlich die Wundheilung unterstützen. Wir verwenden ihn gegen einen trockenen Mund in unserem Tee und Aperitif.

Aperitif Kräuterbitter HT

5 g	Tausendgüldenkraut
2 g	Wermutkraut
5 g	Mischung aus Löwenzahnwurzel und -kraut
5 g	Pomeranzenschalen
5 g	Guaco
1 l	Weißwein
50–100 g	Honig oder Fruchtsüße HT

Pflanzenbestandteile mischen und mit dem Weißwein übergießen. Mindestens drei Wochen stehen lassen, dann die festen Bestandteile abfiltern. Der Kräuterwein ist nun sehr bitter. Je nach Geschmack sollten Sie jetzt 50–100 g Honig – oder mehr – vorsichtig darin lösen. Alternativ kann auch die gleiche Menge unserer **Fruchtsüße HT** verwendet werden. Diese sirupartige Flüssigkeit enthält natürliche, in Früchten vorkommende Zuckerarten und schmeckt sehr gut.
Ein Gläschen vor der Mahlzeit trinken.
Tausendgüldenkraut, Wermut, Guaco und Löwenzahn sind dieser Teemischung ausschließlich wegen ihres bitteren Geschmacks beigesetzt, Pomeranzenschalen verleihen ihm einen leicht fruchtigen Charakter. Das Rezept hilft auch ohne Guaco, allerdings zeigt der Aperitif dann eine etwas schwächere Wirkung.

Guaco – Gesundheit aus dem Regenwald

Der Guaco spielt in Brasilien eine ähnliche Rolle wie bei uns der Thymian.
Die Blätter von *Mikania glomerata* oder *Mikania guaco* enthalten schleimlösende Saponine, gerbende Tannine, ätherische Öle, Guacoside, organische Säuren, Zucker und die nicht zu überschmeckenden Bitterstoffe. Deshalb verwenden wir diese Liane in unserem Aperitif und Tee gegen einen trockenen Mund.

Schon im 18. Jahrhundert beschrieb der Mediziner und Theologe Celestino Mutis aus Bogotá diese Pflanze auf einer Expedition. Auch wir haben diese schöne Rankpflanze während unserer Brasilienreise im Herbst 2000 im Regenwald an der Atlantikküste in der Nähe von São Paulo gefunden. Wir werden uns darum bemühen, dass sie auch in Deutschland erhältlich wird.

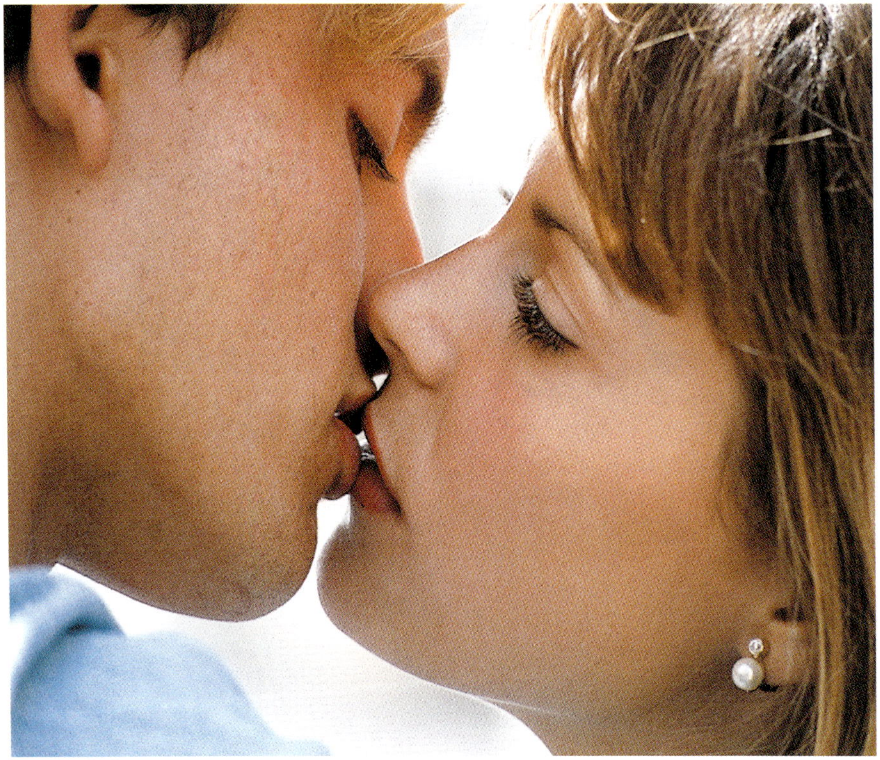

Ohne Mundgeruch macht das Küssen noch mal so viel Spaß.

Mundgeruch macht einsam – was man dagegen tun kann

An Mundgeruch leidet der Betroffene meist weitaus weniger als seine Umwelt. Vor wenigen Wochen unternahm ich mit meiner Kollegin und Co-Autorin dieses Buchs, Ellen Norten, eine Bahnreise nach Weimar. Da wir früh raus mussten, wollten wir im Zugrestaurant gemütlich frühstücken. Doch der Appetit verging uns fast, als sich der Kellner freundlich zu uns beugte und nach unseren Wünschen fragte. In einer solchen Situation verbietet es die Höflichkeit, den Betreffenden auf sein Problem aufmerksam zu machen, obwohl ihm damit sicher gedient wäre.

In den allermeisten Fällen ist Mundgeruch auf mangelnde Mundhygiene zurückzuführen. Verfaulende Speisereste zwischen den Zähnen oder in Zahnfleischtaschen, aber auch Entzündungen verursachen den schlechten Geruch. Der muss übrigens keineswegs immer aus dem Mund selber stammen. Der Rachen, die Lunge, auch der

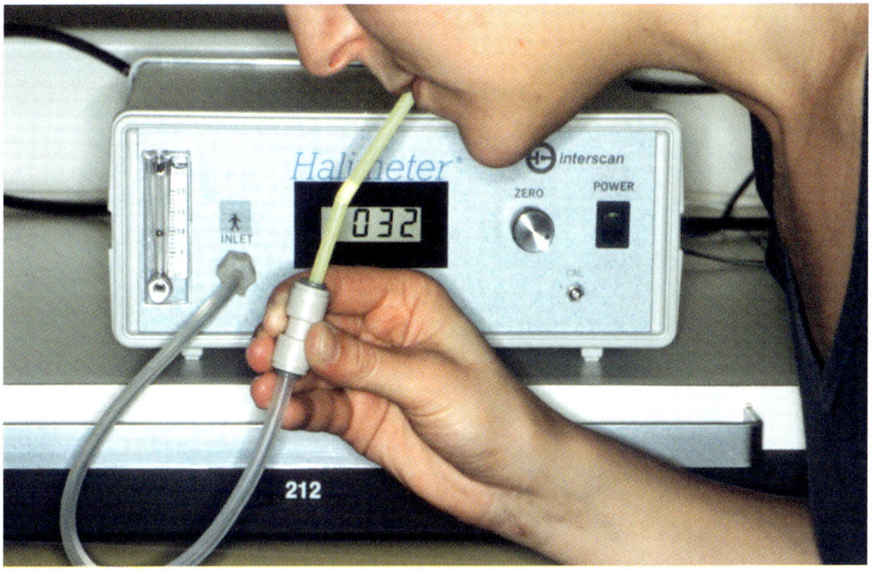

An der Zahnklinik der Charité in Berlin wird die Geruchsbelastung im Atem mit einem Instrument, dem so genannten Halimeter, gemessen. Wird ein bestimmter Grenzwert der Geruchsstoffe in der Atemluft überschritten, heißt die Diagnose Mundgeruch.

Magen und in einigen Fällen sogar der Darm, können hier auch die Quelle des Übels sein. So sorgen Hals-Rachen-Infektionen (siehe *Seite 58 f.*) oder auch eine Mandelentzündung ebenfalls für einen schlechten Atem. Beim Magen kann es ein nervöser Reizmagen sein, der Gerüche freisetzt, Aufstoßen und Sodbrennen (siehe *Seite 64*) sind weitere mögliche Ursachen. In einigen Fällen kann sogar eine gestörte Darmflora zu Mundgeruch führen. Experten vermuten nämlich, dass eine geringe Menge der Gase aus dem Darm über die Lunge ausgeatmet wird. Extremer Gestank, der bei dieser Art von Darmproblem entstehen kann, macht sich unangenehm im Atem bemerkbar. Hilfe können hier probiotische Bakterien wie unsere **LaBiDa-Joghurtkultur** bringen, die für ein Gleichgewicht der Mikroorganismen im Darm sorgen. Doch an dieser Stelle wollen wir uns den Mundgeruch, der seine Ursache im Mund selbst hat, vorknöpfen. Zunächst einmal sollte hier natürlich die Mundhygiene an oberster Stelle stehen. Beschnuppern Sie Ihren Atem einmal selber bei vorgehaltener Hand und fragen Sie Menschen aus Ihrer Familie oder dem engen Freundeskreis über mögliche Gerüche. Insbesondere bei Prothesenträgern können Speisereste unter den „Ersatzteilen" und Entzündungen im Mundbereich die Ursache sein. Entzündungen lassen sich mit unseren Mundgelen (siehe *Seite 30*) bzw. unserer Zahn- und Mundtinktur (siehe *Seite 54*) behandeln. Zahnärzte bieten darüber hinaus eine Untersuchung der Mundflora an, denn hier können sich unter den natürlich auftretenden Mikroorganismen besondere Gestankbildner eingeschlichen haben. Meist handelt es sich dabei um Bakterien, die schwefelhaltige Verbindungen freisetzen. Aber auch Mikroorganismen in den Zungenpapillen-Zwischenräumen können zum Entstehen des schlechten Atems beitragen. Ist Mundgeruch auf die Mundfauna zurückzuführen, so lassen sich die Übeltäter relativ einfach mit Chlorhexidin- oder Hexetidinlösung abtöten. Diese rote Mund- und Gurgellösung, die unter dem Namen „Hexoral", „Chlorhexamed" oder eben „Hexetidin" angeboten wird, ist ein echter Mund- und Rachenputzer. Mehrmals am Tag angewendet, sorgt sie dafür, dass alle Bakterien im Mund absterben.
Diese Behandlung sollte nur kurzfristig erfolgen, da es auf Dauer keineswegs wünschenswert ist, dass der Mund zur sterilen Zone wird. Ideal ist auch hier eine ausgewogene Mischung aus harmlosen Mikroorganismen, die Krankheitskeimen keinen Platz lassen. Übrigens kann bei längerer Anwendung auch das Geschmacksempfinden beeinträchtigt werden.

Auf Reisen, unterwegs oder auch auf der Arbeit kann es unter Umständen schwierig sein, den Mund zwischendurch hinreichend zu pflegen. Manchmal sind es darüber hinaus aber auch äußere Einflüsse, die den Atem beeinträchtigen. So schmeckt ein Heringsbrötchen mit viel frischen Zwiebeln zwar sehr gut, ist aber auch nach Stunden nicht zu „überriechen". Doch es gibt Mittel, die diesen Geruch überdecken können. Viele Menschen kauen aus diesem Grund Kaugummi, je nach Sorte werden hier Pfefferminz- oder andere Aromen freigesetzt. Durch das Kauen wird außerdem die Speichelproduktion erhöht, was wiederum zur Verdünnung und zum Abtransport der Geruchsstoffe beiträgt.

Gegen Kaugummikauen, solange es nicht im Übermaß geschieht, ist nichts einzuwenden, doch sollten Sie ein zuckerfreies Kaugummi wählen, da es sonst die Kariesbildner unterstützen würde.

Kaugummikauen kann an vielen Orten aber auch sehr unhöflich wirken. Bei Terminen, Besprechungen, auf der Arbeit oder sogar im häuslichen Rahmen kann das ständige „Geschmatze" ganz schön nerven.

Etwas weniger auffällig sind dagegen Bonbons, die für einen frischen Atem sorgen, oder ein Mundspray.

Da im Bereich der Mundschleimhaut leicht allergische Reaktionen gegen Konservierungsstoffe auftreten können, empfehlen wir, die Sprays frisch (max. 2 Wochen alt) und unkonserviert zu verwenden.

Mundspray „fresh"

5 Tr.	Krauseminzeöl (*Mentha spicata*)
5 Tr.	Eukalyptusöl (*Eucalyptus radiata*)
1 Messl.	LV 41
17 ml	frisch abgekochtes Wasser
1 Tabl.	Lightsüß HT
evtl.. 4 Tr.	Paraben K

Ätherische Öle mit dem Emulgator LV 41 vermischen. Im abgekühlten Wasser Lightsüß lösen und zu den ätherischen Ölen geben, bei Bedarf mit Paraben K konservieren und das Mundspray in eine kleine Pumpsprayflasche füllen. Unkonserviert ist unser Mundspray ca. 2 Wochen haltbar. Es verleiht dem Atem kühle Frische.

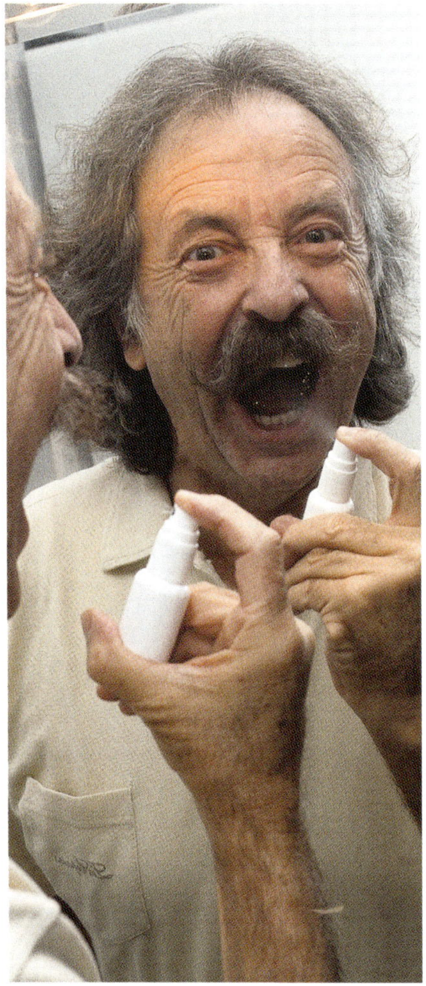

Unsere Mundsprays sorgen auf angenehme Weise für einen frischen Atem.

Fruchtmundspray

5 Tr.	Mandarinenöl (*Citrus reticulata*)
5 Tr.	Bitterorangenöl (*Citrus aurantium ssp. aurantium*)
1 Messl.	LV 41
17 ml	frisch abgekochtes Wasser
1 Tabl.	Lightsüß HT
evtl.. 4 Tr.	Paraben K

Ätherische Öle und Emulgator LV 41 vermischen. Im abgekühlten Wasser Lightsüß lösen und zu den ätherischen Ölen geben, bei Bedarf mit Paraben K konservieren und das Mundspray in eine kleine Pumpsprayflasche füllen. Unkonserviert ist unser Mundspray ca. 2 Wochen haltbar. Es verleiht dem Atem einen fruchtigen Geschmack.

Kräuterspray bei Mund- und Schleimhautproblemen

3 Tr.	Salbeiöl (*Salvia officinalis*)
2 Tr.	Wintergrünöl (*Gaultheria procumbens*)
2 Tr.	Anisöl (*Pimpinella anisum*)
3 Tr.	Fenchelöl (*Foeniculum vulgare*)
1 Messl.	LV 41
1 Tabl.	Lightsüß HT
25 ml	Teeaufguss Erva de Bugre oder frisch abgekochtes Wasser
evtl. 5 Tr.	Paraben K

Ätherische Öle mit Emulgator LV 41 mischen, die Lightsüßtablette im abgekühlten Wasser bzw. Teeaufguss (1 TL Erva de

Bugre auf 1 Tasse, mit kochendem Wasser aufbrühen und 10 Minuten stehen lassen) lösen, beide Mischungen zusammengeben und bei Bedarf mit Paraben K konservieren. In eine kleine Pumpsprayflasche füllen.
Neben einem frischen Atem sorgen hier Salbei und – falls verwendet – der Erva de Bugre-Aufguss für eine positive Wirkung auf Zahnfleisch und Mundschleimhaut.
Unser Spray ist deshalb auch bei leichten Entzündungen oder unterstützend gegen Herpesbläschen bzw. Aphthen geeignet. Unkonserviert ist unser Mundspray ca. 2 Wochen haltbar.
Das ätherische Wintergrünöl ist zwar ein klassischer Rohstoff in der Mundpflege, aber bei uns in den letzten Jahren etwas in Misskredit geraten. Es enthält Methylsalicylat, einen Stoff, der zu Hautreizungen führen kann und der unverdünnt sogar als giftig eingestuft wird. Wintergrün darf deshalb nicht konzentriert auf die Haut gebracht werden, in starker Verdünnung halten wir dieses ätherische Öl jedoch für durchaus vertretbar. Es hat ein außerordentlich angenehmes Aroma und hinterlässt ein besonders frisches Gefühl im Mund. Die Pflanze, aus der das Öl gewonnen wird, ist ein Erikagewächs und in Ziergärten sehr beliebt. Wer dennoch lieber auf Wintergrünöl verzichten möchte, kann stattdessen Kümmelöl (*Carum carvi*) verwenden.

Die Wirkung von Mundsprays ist recht kurz. Anhaltender wirken Bonbons, die zum einen länger im Mund bleiben, zum anderen auch Speiseröhre und Magen „mitbeduften".
Auch sie sollten natürlich keinen Zucker enthalten. Wir haben als Zuckerersatz Isomalt verwendet, der sich besonders leicht verarbeiten lässt. Isomalt hat eine leicht blähende und verdauungsfördernde Wirkung.
Deshalb sollten pro Tag nicht mehr als 20 g davon verzehrt werden.

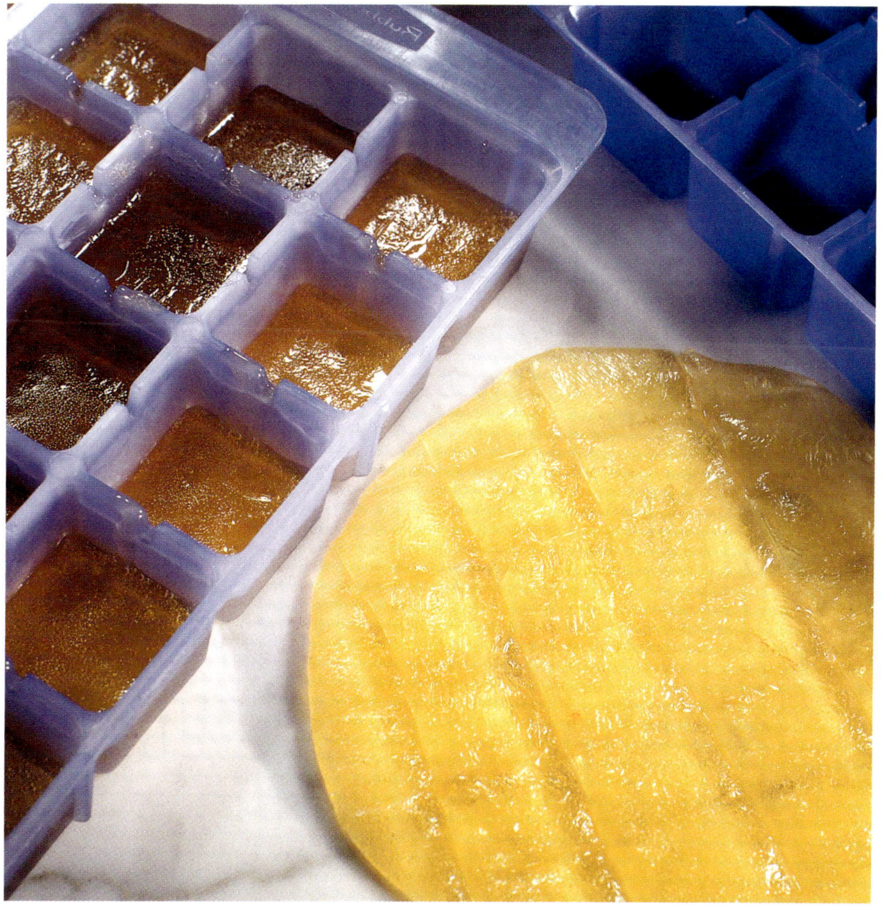

Tropfen Sie die Bonbonmasse mit einem Löffel auf die gewünschte Größe. Als Unterlage eignet sich hierzu besonders gut ein gefettetes Marmorbrett. Die Masse kann auch geschnitten oder in eine Eiswürfelform mit kleinen Fächern – am besten aus Metall, da Plastik manchmal schmilzt – gegossen werden. Dabei die Boxen jedoch höchstens zur Hälfte füllen, denn sonst werden die Bonbons zu groß.

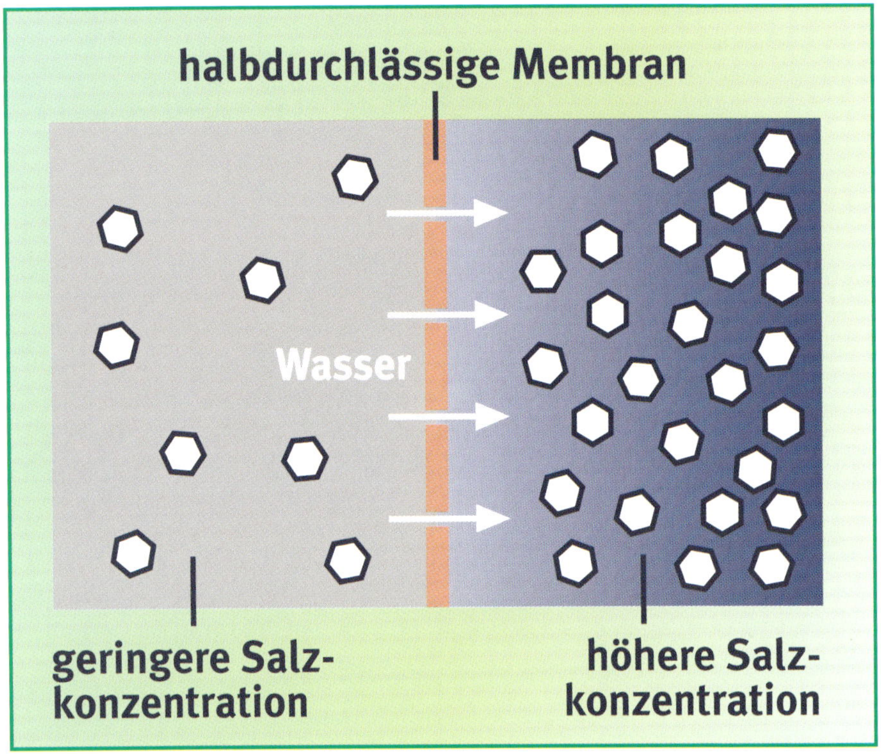

Die Osmose beschreibt den Drang von Wasser, ein Lösungsgleichgewicht herzustellen. Da Körperzellen von einer Membran umgeben sind, die nur Wasser, aber keine größeren Teilchen – man spricht von einer semipermeablen Membran – passieren lässt, geschieht dies im Körper durch die „Wanderung" von Wasser. Erhöht man die Salzkonzentration außerhalb der Zellen, wird Wasser aus den Zellen nach außen strömen, um das Gleichgewicht wieder herzustellen. Deshalb befeuchtet das Salz die Schleimhaut.
Der Druck, der zwischen Zellinnerem und -äußerem herrscht und die Wasserverschiebungen auslöst, wird osmotischer Druck genannt.

Rachenputzer

200 g	Isomalt
5 Tr.	Wintergrünöl *(Gaultheria procumbens)*
5 Tr.	Krauseminzeöl *(Mentha spicata)*
1 winziges	(ca. 1–2 mm lang) Kristall Menthol

Isomalt in der Pfanne schmelzen, ätherische Öle und Menthol zugeben und Bonbons gießen (siehe Abb. *Seite 19*). Wintergrünöl (siehe *Seite 19*), Krauseminzeöl und Menthol wirken sehr kräftig.

Statt Wintergrünöl können Sie auch Pfefferminzöl (*Mentha x piperita*) verwenden. Die Bonbons verleihen dem Atem kühle Frische und wirken günstig bei Husten und Bronchialleiden.

Milde Bonbons gegen Mundgeruch

200 g	Isomalt
10 Tr.	Lavendelöl (*Lavandula angustifolia*)
3 TL	Frusip's Vanille

Isomalt in der Pfanne schmelzen, Lavendelöl und Fruip's Vanille zugeben und Bonbons gießen (siehe Abb. *Seite 19*). Vanille und Lavendel beduften den Atem, sind in ihrer Wirkung allerdings etwas schwächer als die ätherischen Öle der „Rachenputzer".

Husten- und Atembonbons

200 g	Isomalt
5 Tr.	Eukalyptusöl (*Eucalyptus radiata*)
5 Tr.	Thymianöl (*Thymus vulgaris*) oder Teebaumöl *(Melaleuca alternifolia)*
5 Tr.	Salbeiöl (*Salvia officinalis*)

Isomalt in der Pfanne schmelzen, ätherische Öle zugeben und Bonbons gießen (siehe Abb. *Seite 19*). Eukalyptus-, Thymian- und Salbeiöl wirken leicht desinfizierend und helfen gegen Atemwegsinfekte.
Statt Thymianöl kann auch Teebaumöl verwendet werden, dann desinfizieren die Bonbons besonders gut.

Antifrosch-Bonbons bei trockenem Hals

190 g	Isomalt
10 g	Kochsalz
1 TL	Frusip's Orange-Karotte

Isomalt mit Kochsalz vermischen. Hier darf natürlich auch ein besonders ausgewiesenes Salz, z.B. Emser Salz, Meersalz etc., verwendet werden. Wer den salzigen Geschmack nicht so schätzt, kann die Salzmenge auf 5 g reduzieren, statt dessen 5 g Isomalt zusätzlich zugeben. Mischung in der Pfanne schmelzen, Frusip's zusetzen und Bonbons gießen (siehe Abb. *Seite 19*).
Das Salz löst Schleim und befeuchtet gleichzeitig durch seine osmotische Wirkung (siehe *Seite 20*) die Schleimhäute.

Magenbonbons gegen Mundgeruch

200 g	Isomalt
10 Tr.	Fenchelöl *(Foeniculum vulgare)*
10 Tr.	Kümmelöl *(Carum Carvi)*
10 Tr.	Anisöl *(Pimpinella anisum)*

Isomalt in der Pfanne schmelzen, ätherische Öle zugeben und Bonbons gießen (siehe Abb. *Seite 19*). Fenchel, Kümmel und Anis beruhigen den Magen und das Verdauungssystem. Diese Bonbons wirken besonders gut bei Mundgeruch, der aus dem Magen kommt.

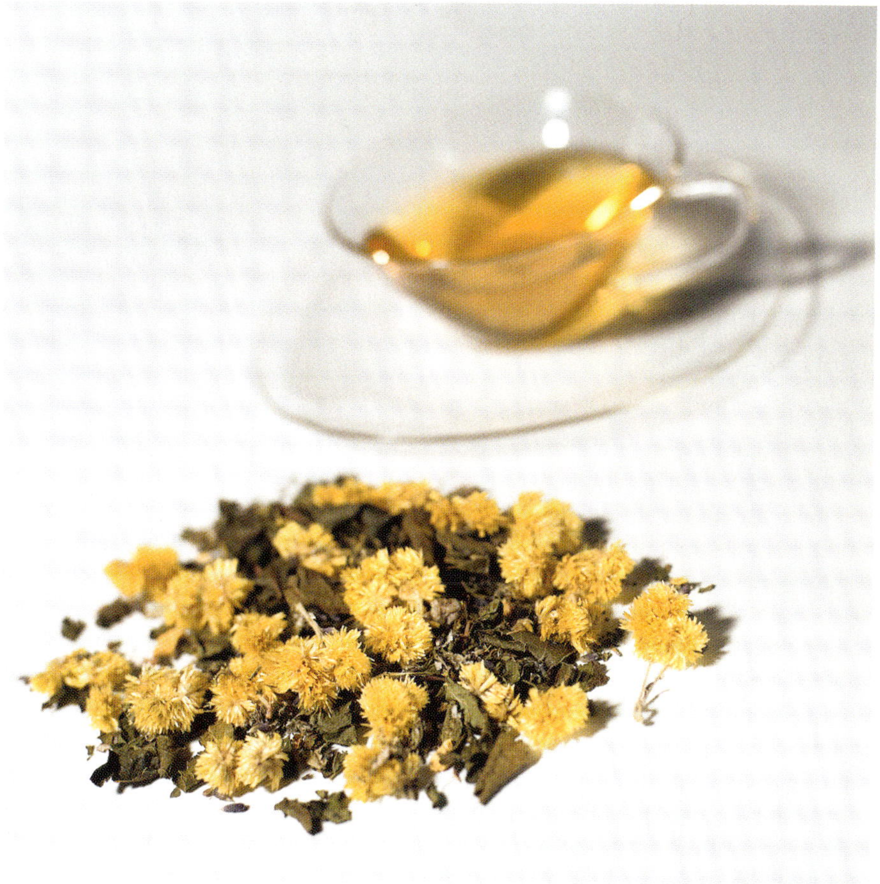

Eine erfrischende und normalisierende Wirkung auf Mund, Schlund und Magen hat unser gleichnamiger Tee.

Eine erfrischende und normalisierende Wirkung auf Mund, Schlund und Magen hat auch der folgende Tee:

Magen-, Mund- und Schlundtee

10 g	Anisfrüchte
5 g	Süßholzwurzel
10 g	Pfefferminze
10 g	Lavendel
10 g	Erva de Bugre-Blätter
5 g	Kamillenblüten oder Macela
5 g	Himbeerblätter

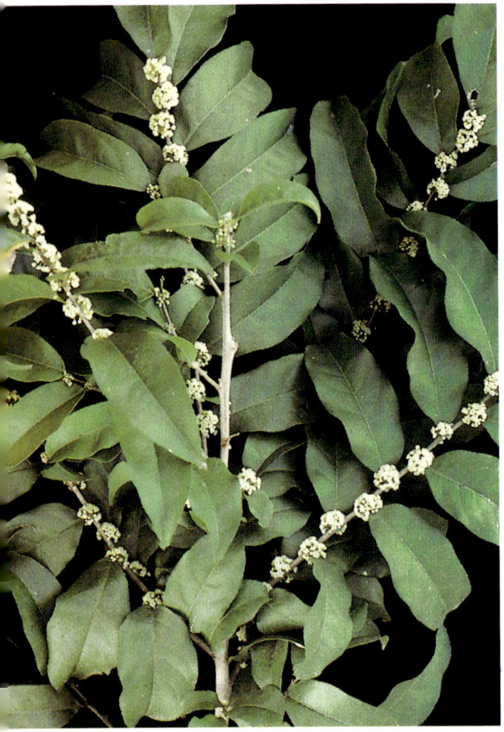

Die Blätter des Erva de Bugre können Wunden heilen und helfen bei Magenbeschwerden.

Anisfrüchte im Mörser etwas anstoßen, Süßholzwurzel zugeben und in eine große Schüssel füllen. Nun die anderen Zutaten vorsichtig unterheben und Teemischung in eine Dose, ein gut schließendes Glas oder einen Beutel geben. Pro Tasse ein bis zwei Teelöffel aufbrühen und ca. 10 Minuten ziehen lassen. Pro Tag können Sie bis zu einem Liter Tee trinken.

Pfefferminze und Lavendel sorgen für frischen Atem, Süßholzwurzel verleiht einen angenehmen Geschmack, Himbeerblätter haben eine leicht gerbende und festigende Wirkung auf die Schleimhäute, der brasilianische Erva de Bugre (Guaçatonga) (siehe *Seite 23*) wirkt gegen Infektionen, Anis und Kamillenblüten beruhigen den Magen. Besonders brasilianisch wird unser Tee, wenn Sie statt deutscher Kamille die südamerikanische Asternart Macela (*Achyrocline satureoides*) verwenden. Diese schmeckt etwas würziger und hat neben der entzündungshemmenden Wirkung noch einen positiven Einfluss auf Magen, Darm und Leber. In Brasilien ist die Macela außerordentlich beliebt. Nicht nur wegen ihrer hübschen kleinen, gelben Blüten steht die Macela als Strohblumensträußchen

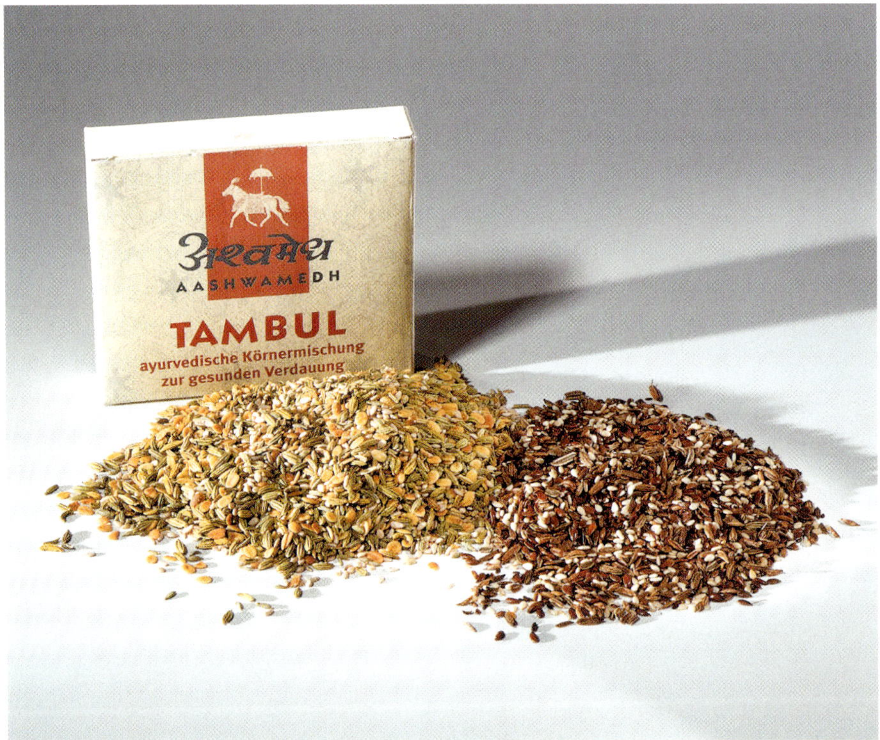

Links die traditionelle ayurvedische Körnermischung und rechts die Kaumischung der Hobbythek für eine gute Verdauung und frischen Atem.

bei vielen südamerikanischen Familien auf der Anrichte. Sie dient in dieser dekorativen Form das ganze Jahr über als Teevorrat, bis im Frühling ein neuer Wiesenstrauß geerntet wird. Als Kopfkissenfüllung wird sie sogar als Hausmittel gegen Kopfschmerzen verwendet.

Erva de Bugre oder Guaçatonga

Der bis zu 12 Meter hohe Baum *Casearia sylvestris* ist in Südamerika weit verbreitet, seine Blätter wurden schon von den Indianern als Heilkraut verwendet. Von ihnen stammt auch der Name Guaçatonga, im Süden Brasiliens ist heute der Name Chá (Tee) bzw. Erva de Bugre geläufig. Eine Tierlegende aus dem Regenwald besagt, dass eine Eidechse bei einer Begegnung nur dann den Kampf gegen eine Schlange wagen soll, wenn ein Guaçatongabaum in der Nähe ist. Nach der Auseinandersetzung, bei der sie sicherlich einige ernste Verwundungen einstecken wird, muss sie nämlich zur Genesung sofort ein Blatt des Guaçatongabaums essen. Nur so werden ihre Wunden und Blessuren schnell wieder abheilen.

Erva de Bugre gilt in Brasilien äußerlich als idealer Wundverschluss. Die getrockneten, dunkelgrünen Blätter enthalten neben ätherischen Ölen noch Saponine (Schleimlöser) und Tannine (Gerbstoffe). Die Wirkstoffe beruhigen den Magen und sollen sogar den gefürchteten Erreger *Helicobacter pylori* hemmen. Auf Schleimhäuten, insbesondere auf der Mundschleimhaut, entfalten sie eine heilende Wirkung, die sogar Fieberbläschen und Herpes zum Verschwinden bringen soll. Unter den Einheimischen gilt der Erva de Bugre als wirksames Mittel gegen Mundgeruch. Außerdem wirkt er leicht kreislaufstützend und blutdrucksenkend.

Lavendelduft aus der „Tiefe"

Eine einfache Möglichkeit, Gerüche, die aus dem Magen kommen, zu beseitigen, besteht darin, sie mit einem angenehmen Duft zu überdecken. Dazu einen Tropfen Lavendelöl in ein halbes Glas lauwarmes Wasser geben und trinken. Zwar werden sich ätherisches Öl und Wasser keineswegs ineinander lösen, stattdessen wird der ätherische Öltropfen obenauf schwimmen, trotzdem gelingt es einem in der Regel, den zuvor verrührten Tropfen mit dem Wasser in einem Schluck herunter zu spülen. Das Lavendelöl ruft ein angenehm warmes Gefühl im Magen hervor und beduftet ganz leicht den Atem. Wem der Eigengeschmack des Öls zu stark ist, oder wer eine handliche Darreichungsform für unterwegs sucht, dem empfehlen wir Gelatinekapseln: Die leeren Gelatinekapseln öffnen, Lavendelöltropfen hineingeben und Kapsel zusammenstecken – fertig ist eine Aromakapsel für unterwegs, die jederzeit griffbereit ist. Diese „Behandlung" eignet sich allerdings nur für Menschen, die einen robusten Magen haben, bei empfindlichen Personen können manchmal leichte Schmerzen oder gar Krämpfe auftreten.

Ayurvedische Körnermischung

Bei unseren Recherchen zum Thema Mundhygiene sind wir in der indischen Heilslehre auf ein besonderes Produkt gestoßen. Es handelt sich dabei um eine Körnermischung aus Koriandersamenflocken, Fenchelsamen, Sesam, Steinsalz und Kurkuma. Nach den Mahlzeiten, aber bei Bedarf auch zwischendurch, soll ein Teelöffel der schmackhaften Körner gegessen werden. Beim intensiven Kauen der Körner werden an den Zähnen anheftende Speisereste abgelöst und zum Magen befördert. Die ätherischen Öle aus Fenchel, Sesam und Kurkuma sorgen sowohl im Mund als auch über den Magen für einen frischen Atem. Gleichzeitig unterstützen die Körner mit ihren Ballaststoffen die Verdauung. Fenchel und Kreuzkümmel verhindern darüber hinaus eine übermäßige Gasproduktion, wirken also Blähungen entgegen. Das Salz rundet die Kaumischung im Geschmack ab. Diese kann sowohl zu Hause als auch unterwegs leicht eingenommen werden und ist damit eine gesunde Alternative zum westlich geprägten Kaugummi. Natürlich lässt sich auch mit den Zutaten der Hobbythek eine Körnermischung herstellen, die all die eben aufgezählten Funktionen erfüllt:

Kaumischung für frischen Atem und gute Verdauung HT	
3 EL	Dreisamenmischung
1 EL	getrocknete Fenchelfrüchte
1 Msp.–½ TL	getrocknete Kreuzkümmelfrüchte
1 Msp.	Salz

Zutaten miteinander mischen und einige Minuten bei mittlerer Temperatur ohne Zugabe von Fett in der Pfanne rösten. Die erkaltete Mischung in eine Dose oder ein anderes gut schließendes Gefäß füllen. Bei Bedarf einen Teelöffel voll davon gut kauen und hinunterschlucken.

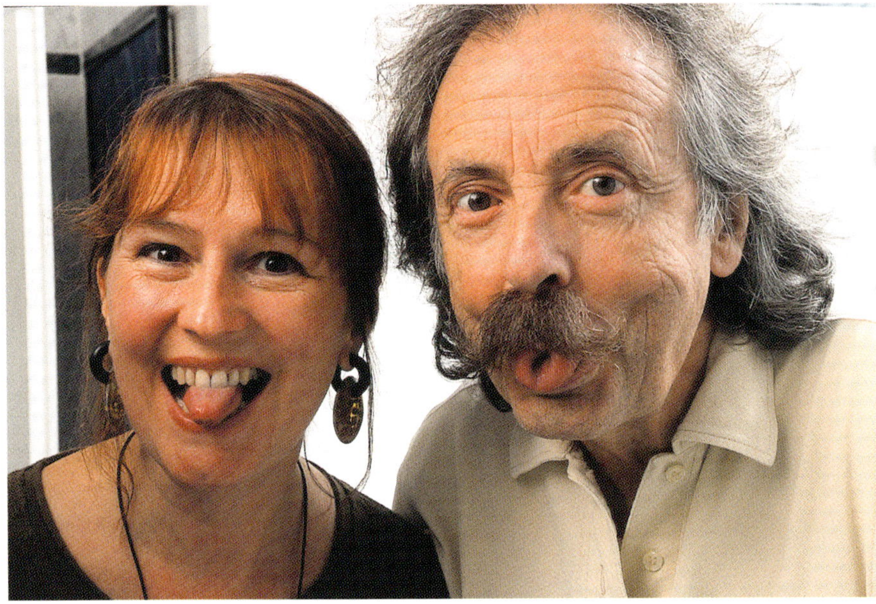

Jean Pütz ist ein Zungenroller, Ellen Norten hat diese Fähigkeit nicht geerbt.

DIE ZUNGE – WENDIGER MUSKEL MIT VIELEN FUNKTIONEN

Es gibt wohl kaum ein Organ, das es in seiner Beweglichkeit mit der Zunge aufnehmen kann. Sie lässt sich strecken, rollen, spitzen und in wirklich jede Richtung, also nach vorn und hinten sowie allen Seiten, bewegen. Diese Eigenschaft erhält die Zunge durch ein dreidimensionales Muskelgitter, das aus neun verschiedenen Muskeln besteht. Obwohl alle Menschen über die gleichen Zungenmuskeln verfügen, gibt es dennoch eine Besonderheit in der Beweglichkeit der Zunge, die nicht alle Menschen miteinander teilen:
Es gibt Menschen, die schon als Säuglinge ohne äußeren Anlass ihre Zunge seitlich zusammenrollen, und es gibt andere, denen dies trotz intensiver Übungen nicht gelingt, ja, denen schon die Idee dazu, wie sie dies bewerkstelligen könnten, fehlt.
Obwohl die Erbanlage, die dieses ermöglicht, bis heute nicht identifiziert ist, ist die Art der Vererbung den Wissenschaftlern schon seit vielen Jahren bekannt: Jeder Mensch verfügt über einen doppelten Satz Gene oder Erbanlagen, dessen eine Hälfte von der Mutter und dessen andere Hälfte vom Vater stammt. Wenn beide Eltern über das „Roller-Gen" verfügen und dies an ihr Kind weitergeben, wird der Nachwuchs natürlich seine Zunge rollen können.

Wenn beide Elternteile „Roller" sind, besteht nur eine 25 %ige Möglichkeit, dass das Kind seine Zunge nicht rollen kann (siehe Abb. *Seite 25*).
Es ist aber auch denkbar, dass nur ein Elternteil rollen kann und der andere nicht. Wenn der „rollende" Elternteil wiederum sein Gen weitergibt, wird das Rollergen gegenüber dem Nicht-Rollergen vom anderen Elternteil dominieren; das gemeinsame Kind wird wiederum Roller sein. Diese

Art der Vererbung nennt man dominant. Da es jedoch nur eine „rollende" Erbanlage hat, kann es bei späteren eigenen Kindern unter Umständen auch das Nicht-Rollergen des anderen Elternteils weitergeben und so ein Nicht-Rollerkind zeugen.
Das alles klingt äußerst kompliziert, lässt sich aber anhand der unteren Abbildung sehr gut nachvollziehen. Daraus geht auch hervor, dass ein Kind, dessen Eltern beide ihre Zunge nicht rollen können, diese Eigenschaft auch nicht erben konnte und so in jedem Fall ein Nicht-Roller ist.

Zunge und Nase teilen sich den Geschmackssinn

Unsere Zungenoberfläche ist weich und empfindlich, gleichzeitig ist sie von vielen Furchen durchzogen und mehr oder weniger gleichmäßig mit kleinen Warzen, so genannten Papillen, bedeckt. Die Mediziner unterscheiden vier verschiedene Arten: Die Fadenpapillen besitzen kleine Hornspitzen und haben rein mechanische Funktionen. Beim Menschen ist dies kaum zu ertasten, wer jedoch einmal Kontakt mit einer Katzenzunge hatte, weiß, wie hart diese Papillen sein können. Katzen und andere Fleischfresser raspeln damit Fleischreste von den Knochen. Außer den Fadenpapillen gibt es noch die Blätter-, Pilz- und Wallpapillen, die die Geschmacksknospen mit den Geschmackssinneszellen enthalten. Insgesamt verfügt der Mensch über 2000–5000 Papillen, im Alter nimmt ihre Zahl etwas ab, was erklärt, warum ältere Menschen manchmal nicht mehr so deutlich schmecken.

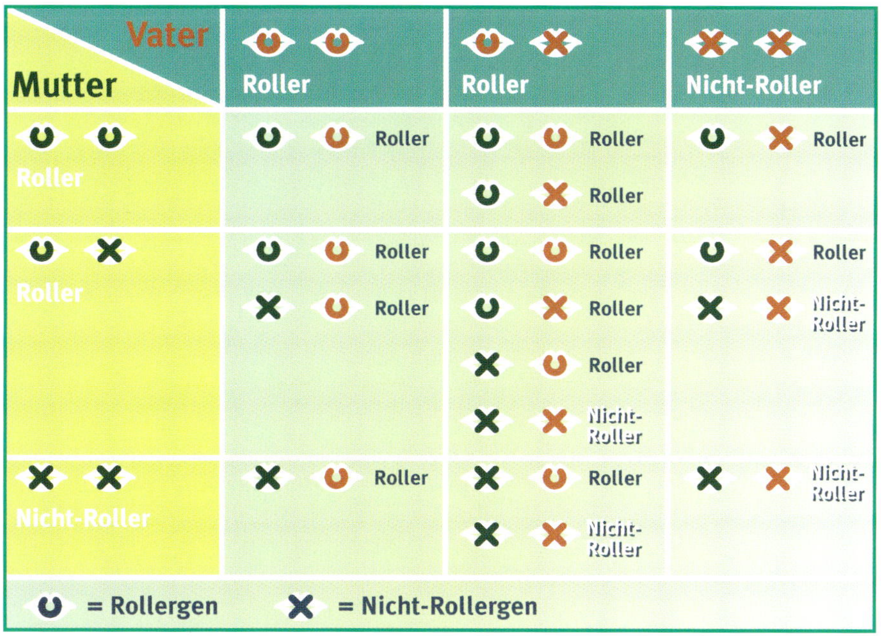

Das Rollergen ( ) vererbt sich dominant.

Trifft nun eine Geschmackssubstanz auf die dafür spezialisierten Geschmackszellen, wird ein elektrisches Potential aufgebaut und als Nervenreiz über den siebten und neunten Hirnnerv an das Gehirn weitergeleitet. Das Gehirn fügt die eintreffenden Signale zu einem Gesamteindruck zusammen und bekommt so den Geschmack der Nahrung vermittelt.

Süß, sauer, bitter und salzig – diese vier klaren und deutlichen Geschmacksnoten wurden lange Zeit für die einzigen gehalten, die die Zunge wahrnehmen kann. Fast 100 Jahre glaubten die Wissenschaftler, dass jede Geschmacksnote ihre eigene Region auf der Zunge hat, so sollte z. B. die Zungenspitze ausschließlich für die süße Wahrnehmung verantwortlich sein. Zwar schmeckt die Zungenspitze tatsächlich das Süße, gleichzeitig nimmt sie aber auch weniger intensiv die anderen genannten Geschmacksrichtungen wahr. Jede Geschmackspapille ist nämlich für mehrere, meist alle Geschmacksqualitäten sensibel, allerdings reagiert jede einzelne Sinneszelle unterschiedlich empfindlich auf die vier Geschmackseindrücke.
Neuerdings vermuten die Experten, dass die Zunge noch weitere Geschmacksrichtungen erkennt. Dazu gehören der alkalische Geschmack (laugig), der metallische Geschmack und – laut Untersuchungen von japanischen und US-amerikanischen Wissenschaftlern – auch der Geschmack nach Umami. Umami steht für die Geschmacksverstärker Glutamat, Inosinat und Guanylat, die besonders gern in der fernöstlichen Küche verwendet werden. Übersetzt bedeutet Umam „lecker, köstlich, mehr davon" und soll am ehesten nach Fleisch,

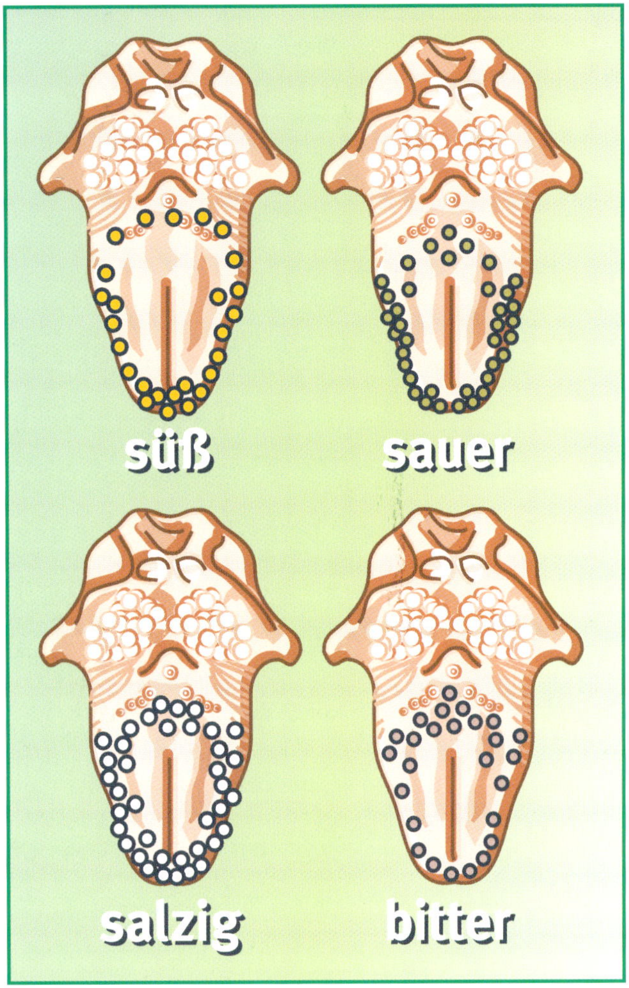

Jede Geschmackspapille ist für mehrere, meist alle Geschmacksqualitäten sensibel; allerdings reagiert jede einzelne Sinneszelle unterschiedlich empfindlich auf die vier Geschmackseindrücke. In der Gesamtverteilung gibt es trotz dieser „Geschmackshierarchien“ keine deutliche lokale Bevorzugung.

Pilzen oder Parmesan schmecken. Übrigens ist das Gewürz in den letzten Jahren etwas in Misskredit geraten, denn mittlerweile reagieren viele Menschen empfindlich oder gar allergisch auf Glutamat, das in vielen Fertiggerichten und Saucen großzügig Verwendung findet. Wer nach dem Verzehr mit Hautjucken und Ausschlag, insbesondere am Dekolleté, reagiert oder sogar an Durchfall leidet, sollte einen Allergietest machen und künftig Glutamat meiden.

Zwar werden die meisten Hersteller von Fertigprodukten nicht auf ihren Glutamatzusatz verzichten, aber beim Selberkochen lässt sich dieses Gewürz schließlich leicht umgehen. Dies ist für uns von der Hobbythek nach wie vor einer der großen Vorteile beim Selbermachen: Egal ob Speisen, Kosmetik oder andere Dinge des alltäglichen Lebens – wer die Herstellung selbst in die Hand nimmt, weiß wirklich genau, auf welche Zutaten bzw. Rohstoffe er sich einlässt.

Doch die Zunge ist nicht unser einziges Geschmacksorgan. Nur die bereits erwähnten Geschmacksrichtungen süß, sauer, bitter und salzig werden über die Zunge wahrgenommen. Doch egal ob Gourmet, Pingel oder „Vielfraß“ – in einer Situation reagieren wohl alle gleich: Wer von einem starken Schnupfen gebeutelt ist und eine verstopfte Nase hat, der meint, nichts mehr zu schmecken. Und tatsächlich stammen die meisten Geschmackswahrnehmungen von unserer Nase, eigentlich riechen wir also unser Essen. Das zeigt aber auch, wie eng diese beiden Körperöffnungen zusammenhängen, zumal die Nasenlöcher und der Mundraum über den Gaumen verbunden sind.
Das lässt sich leicht bei Schnupfen oder mit zugehaltener Nase ausprobieren: Während man weiter nichts zu schmecken meint, behalten Zucker, Salz, Essig oder Zitronensäure sowie bittere Aromen, z.B. das Chinin im Bitterlemon, oder auch Nikotin aus dem Tabak ihren Geschmack.

Doch die Aufgaben der Zunge gehen weit über das Schmecken hinaus: Sie unterstützt das Einspeicheln der Nahrung, mischt das Essen und spielt eine nicht zu unterschätzende Rolle beim Sprechen und Gesang. Schon der Verlust eines kleinen Stücks der Zungenspitze kann einen Menschen lebenslang zum „Lispler“ machen.

Einmal „A“ sagen – was eine belegte Zunge aussagt

Die Zunge hat noch eine weitere Funktion, die wir schon als Kinder kennen gelernt haben. Wenn wir krank waren, bat uns der Kinderarzt „A“ zu sagen. Dabei konnte er uns sehr gut in den Mund schauen. Neben dem Rachen warf er dabei auch einen Blick auf die Zunge. Zwar gibt es Menschen, deren Zunge immer leicht belegt ist, meist ist eine belegte Zunge jedoch das Zeichen für eine Krankheit, Schwäche oder extreme Unsauberkeit im Mund.
Der typische grauweißliche Belag entsteht durch eine eiweißhaltige Gewebsflüssigkeit, die die Zungenhaut quasi „ausschwitzt“ und die dann gerinnt. In ihr befinden sich verhornte Zellen und massenhaft vermehrte Bakterien. Deshalb kann eine belegte Zunge z.B. ein Zeichen für einen Magen-Darm-Infekt sein oder Salzsäuremangel im Magensaft anzeigen. Schwerkranke, die nur breiige Kost essen können, kauen zu wenig, sodass sich auch hier vermehrt Beläge bilden. Der Mund sollte in einem solchen Fall mehrmals täglich mit einem unserer Mundwässer (siehe *Seite 28*) ausgespült werden. Außerdem empfiehlt es sich, die Zunge mit einem mit Mundwasserlösung getränkten Wattepad oder -bausch oder einem entsprechend behandelten Stück Frottee abzureiben. Eine weitere Möglichkeit ist ein Zungenreiniger, das ist ein zahnbürstenähnliches Gerät, oder der Zungenschaber.

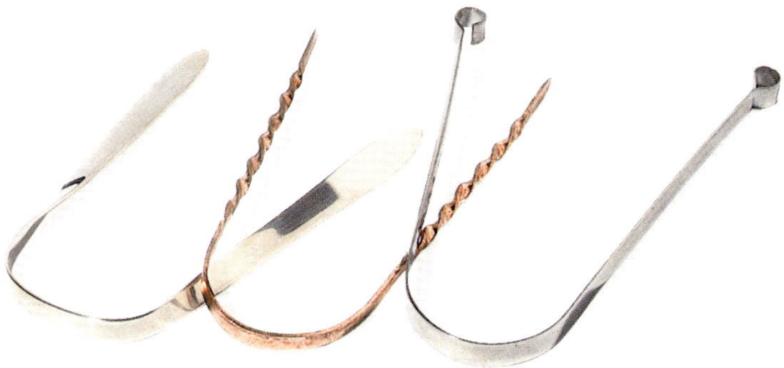

Sie können die Zunge auch mit einem so genannten Zungenschaber abreiben. Dieses meist silberne Instrument wird in der indischen Heilslehre Ayurveda zum morgendlichen Reinigen der Zunge verwendet.

Hilfe bei kleineren Verletzungen der Zunge

„Verbrannte Zunge“

Verletzungen der Zunge geschehen meist unfreiwillig. Die wohl häufigste Verletzungsart ist die „verbrannte“ Zunge, die oftmals auf den Genuss von überbackenen Speisen zurückzuführen ist. Auflauf oder andere Delikatessen aus dem Ofen werden bei der Zubereitung auf 180–225 °C erhitzt. Im Inneren halten diese Speisen die hohe Temperatur relativ lange, sodass man beim Essen manchmal recht unverhofft auf eine extrem heiße Kartoffel oder Ähnliches stößt. Aber auch Gerichte aus dem Kochtopf oder der Mikrowelle reichen aus, um die Zunge zu verletzen.

Tatsächlich werden dabei die äußeren Zellschichten der Zunge so stark geschädigt, dass diese erneuert werden müssen. Die empfindlichen Nervenfasern registrieren nahezu jede verbrannte Zelle genau, sodass dieser Vorgang je nach Schwere der Verbrennung ein bis drei Tage Schmerzen oder ein taubes Gefühl verursachen kann. Übrigens scheint es, dass Menschen unterschiedlich empfindlich auf heiße Reize an der Zunge und der Mundschleimhaut reagieren. Gerade in der arabischen Welt wird der schwarze oder auch der Pfefferminztee ohne Probleme fast kochend getrunken. Mancher Europäer hingegen verbrennt sich bereits den Mund an einem mäßig heißen Gericht. Vermutlich kann das Zungengewebe durch heiße Flüssigkeiten trainiert werden und wird so unempfindlicher.

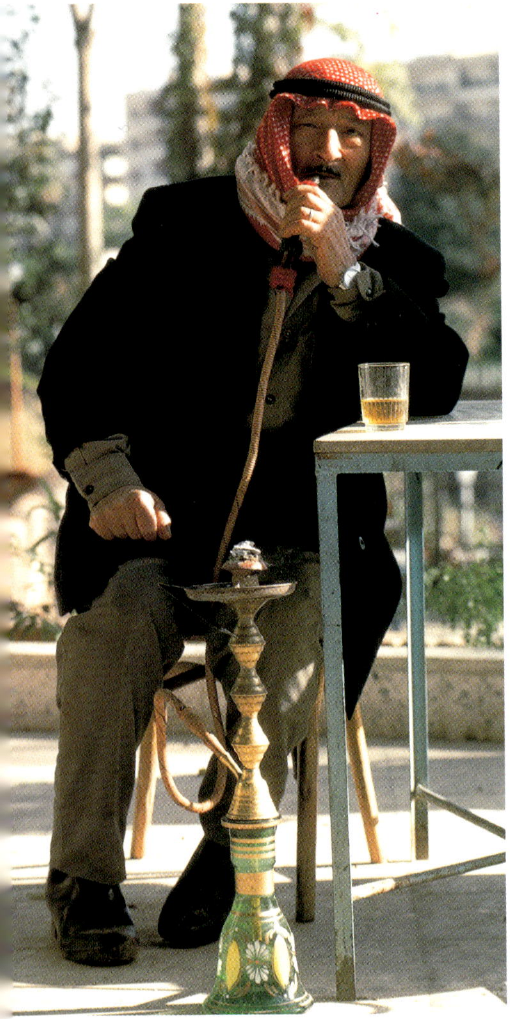

In der arabischen Welt wird der Tee fast kochend getrunken. Mancher Europäer hingegen verbrennt sich schon fast den Mund an einem mäßig heißen Gericht.

Einen wohltuenden Effekt auf die verbrannte Zunge kann unser Mundwasser bei kleinen Verletzungen bringen.

Mundwasser bei kleinen Verletzungen

1 ml	Nelkenöl (*Eugenia caryophyllata*)
2 ml	Krauseminzeöl (*Mentha spicata*)
2 ml	Salbeiöl (*Salvia officinalis*)
2 ml	Anisöl (*Pimpinella anisum*)
2 ml	Kamillenextrakt oder Teebaumöl (*Melaleuca alternifolia*)
4 ml	Niemrindentinktur (siehe *unten*)
2 Tr.	LV 41

Ätherische Öle, Kamillenextrakt, Niemrindentinktur und den Lösungsvermittler LV 41 zusammengeben, umrühren und in eine dunkle Glasflasche füllen. Kamillenextrakt und Niemrindentinktur wirken entzündungshemmend, Nelken-, Salbei- und Anisöl desinfizieren, Krauseminzeöl sorgt für frischen Atem. Statt Kamillenextrakt kann auch Teebaumöl verwendet werden. Wenige Tropfen auf ein Glas lauwarmes Wasser geben und Mund mehrmals am Tag gründlich und ausdauernd ausspülen.

Niemrindentinktur

25 g	Niemrindenpulver
100 ml	Ethanol (70 %)

Niemrindenpulver in einem Glas oder Becherglas mit Ethanol übergießen, umrühren und mit einer Untertasse gut abgedeckt mindestens drei Tage stehen lassen. Gelegentlich umrühren. Ansatz durch einen Kaffeefilter geben und in eine dunkle Flasche füllen. Verwechseln Sie die Niemrindentinktur nicht mit der Niemblättertinktur. Während in den Blättern des tropischen Niembaums eher Stoffe enthalten sind, die gegen Ungeziefer wirken, sind es hier pflegende und entzündungshemmende Inhaltsstoffe, die der Alkohol aus dem Pulver herauslöst.

Die Hobbythek hat bereits vor einigen Jahren ein Mundwasser kreiert, das bis heute außerordentlich erfolgreich ist. Ich, Jean Pütz, benutze es seit langem mit großem Erfolg und habe seither praktisch keine Entzündungen mehr. Dieses Mundwasser gibt frischen Atem und wirkt vorbeugend gegen kleine Infektionen und Malaisen der Mundhöhle. Hier noch einmal das Rezept unseres Knüllers:

Klassisches Mundwasser HT

4 ml	Krauseminzeöl (*Mentha spicata*)
2 ml	Pfefferminzöl (*Mentha x piperita*)
2 ml	Teebaumöl (*Melaleuca alternifolia*)
4 ml	Lavendelöl (*Lavandula angustifolia*)
2 Tr.	LV 41

Füllen Sie die ätherischen Öle nacheinander in ein kleines Fläschchen, besonders bequem ist es, wenn die Flasche eine Tropfpipette hat. Zum Schluss unseren Lösungsvermittler LV 41 zusetzen. Nach Geschmack können Sie außerdem noch einige Tropfen Citronellaöl, Thymianöl oder Salbeiöl zufügen.
Ein Spritzer des Mundwassers auf ein Glas lauwarmes Wasser geben und damit den Mund spülen. Eine andere Möglichkeit besteht darin, das Mundwasser in eine Mundddusche zu füllen. In diesem Fall sollten dem Spülwasser zwei bis drei Spritzer Mundwasser zugesetzt werden.
Achtung: Viele ätherische Öle, insbesondere Teebaumöl, greifen Kunststoff an. Unsere Mundwässer sollten deshalb immer in Glasflaschen aufbewahrt werden, denn auch im verdünnten Zustand kann das Material noch beeinträchtigt werden.
Die verwendete Mundddusche darf deshalb keine leicht angreifbaren Plastikteile besitzen, andernfalls könnten mittelfristig Schäden am Gerät auftreten.
Ich, Jean Pütz, benutze ein Modell von Braun, das bei mir bisher als einziges auch langfristig funktioniert hat und schon für knapp 100 DM erhältlich ist.

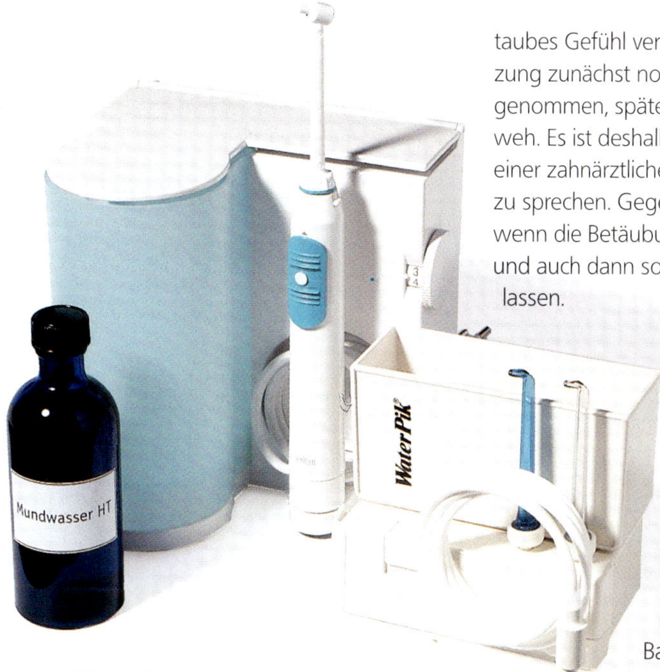

Das klassische Mundwasser HT gibt frischen Atem und wirkt vorbeugend gegen kleine Infektionen und Malaisen der Mundhöhle.

Wenn die Zähne die Zunge beißen

Beim hastigen Essen, aus Nervosität oder beim zu schnellen Reden kann es passieren, dass die Zähne mit ihrer gewaltigen Kaukraft (siehe *Seite 34*) die Zunge treffen. Ein solcher Biss ist außerordentlich schmerzhaft und kann die Zunge sogar ernsthaft verletzen. Besonders häufig sind solche Bisswunden nach einer zahnärztlichen Behandlung. Wenn ein Zahn gezogen, eine neue Brücke oder Plombe gesetzt wurde, ändern sich die Abstandsverhältnisse im Mund. Auch wenn es dabei nur um Bruchteile eines Millimeter geht, kann dies bereits ausreichen, um die Zunge durch die schnellen und unbewusst ausgeführten Kieferbewegungen zu verletzen. Wenn die Betäubungsspritze in den ersten Stunden nach der Behandlung zudem noch ein taubes Gefühl verursacht, wird die Verletzung zunächst noch nicht einmal wahrgenommen, später tut es dann umso mehr weh. Es ist deshalb ganz wichtig, nach einer zahnärztlichen Behandlung vorsichtig zu sprechen. Gegessen werden sollte erst, wenn die Betäubung völlig abgeklungen ist, und auch dann sollten Sie Vorsicht walten lassen.

Wer sich häufig auf die Zunge beißt, könnte unter Nervosität oder übermäßigem Stress leiden. In solchen Fällen sollte zunächst die eigene Lebenssituation durchdacht und eventuell verändert werden. Melisse, Hopfen und Baldrian helfen, den Körper zu beruhigen. Ausführliche Rezepte finden Sie in unserem Hobbythekbuch „Besser schlafen“.

Wenn das Unglück aber erst einmal passiert ist, hilft nur abzuwarten. Genau wie die verbrannte Zunge heilt eine solche Wunde binnen ein bis drei Tagen von alleine aus. Auch Hämatome, also kleine blaue Flecken an der Zunge, verschwinden schnell wieder von selbst. Linderung verschafft auch hier unser „Mundwasser bei kleinen Verletzungen“ (siehe *Seite 28*).
Zur Unterstützung des Heilungsvorgangs kann zusätzlich eines unserer Mundgels verwendet werden: Einfach eine etwa einen halben Fingernagel große Portion auf die betroffene Stelle geben. Bei schweren Bissverletzungen, wie sie bei einem Sturz

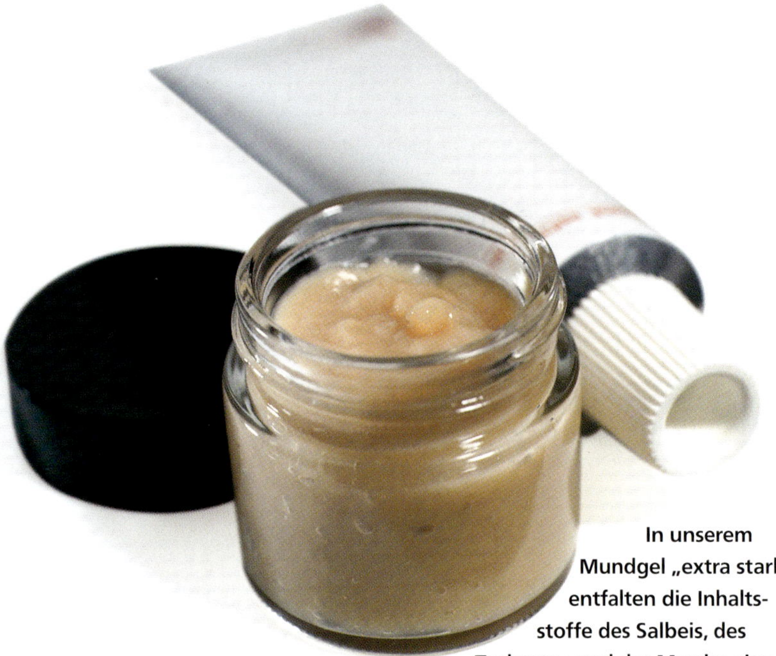

In unserem Mundgel „extra stark“ entfalten die Inhaltsstoffe des Salbeis, des Teebaums und der Myrrhe eine leicht antibakterielle Wirkung bei kleinen Wunden.

oder auch bei einem epileptischen Anfall auftreten können, sollte allerdings ein Zahnarzt aufgesucht werden, der die Zunge oder Wange nähen kann.

Mundgel gegen Entzündungen

1 Messl.	Xanthan
30 ml	Hamameliswasser
20 Tr.	Meristemextrakt
10 Tr.	Krauseminzeöl (*Mentha spicata*)
10 Tr.	alpha-Bisabolol
10 Tr.	Aloe-Vera-Gel

Xanthan vorsichtig in kleinen Portionen auf das Hamameliswasser aufstreuen und sorgfältig unterrühren, bis ein glitschiges Gel entsteht. Jetzt die restlichen Zutaten zugeben und das Mundgel in einen kleinen Tiegel oder eine kleine Tube füllen. Mit dem sauberen Finger Gel auf die betroffenen Stellen auftragen.

Meristemextrakt und alpha-Bisabolol, der Hauptwirkstoff aus der Kamille, wirken entzündungshemmend, Aloe-Vera-Gel spendet Feuchtigkeit, und Hamameliswasser stärkt durch den leicht gerbenden Effekt die Schleimhäute.
Das Mundgel verbleibt im Mund, d. h. auch, dass sein Geschmack – in unserem Fall Spearmint (Krauseminze) – sehr lange wahrgenommen wird. Wer diese Note nicht mag oder auf Pfefferminze allergisch reagiert, kann das Minzöl auch weglassen, da es in diesem Rezept ausschließlich dem Geschmack dient und praktisch keine Wirkung hat.
Bei unserem Mundgel „extra stark“ entfalten die verwendeten ätherischen Öle dagegen eine Wirkung.

Mundgel „extra stark“ bei kleinen Wunden

1½ Messl.	Xanthan
30 ml	wässriger Rhabarberwurzelextrakt (siehe *Seite 31*)
5 Tr.	Salbeiöl (*Salvia officinalis*)
5 Tr.	Teebaumöl (*Melaleuca alternifolia*)
1 Messl.	Niemrindentinktur (siehe *Seite 28*)
5 Tr.	Myrrhentinktur
5 Tr.	Vitamin-ACE-Fluid

Xanthan vorsichtig in kleinen Portionen auf den erkalteten Rhabarberwurzelextrakt aufstreuen und sorgfältig unterrühren, bis ein glitschiges Gel entsteht. Jetzt ätherische Öle, Niemrindentinktur, Myrrhentinktur und Vitamin-ACE-Fluid (siehe *Seite 11*) zugeben. Niemrinde wirkt entzündungshemmend und Rhabarberwurzelextrakt regenerierend auf die Mundschleimhaut. Salbei- und Teebaumöl desinfizieren leicht, Myrrhe strafft und desinfiziert ebenfalls. Mundgel in einen kleinen Tiegel oder eine kleine Tube füllen. Mit dem sauberen Finger auf die betroffenen Stellen aufbringen.

Wässriger Rhabarberwurzelextrakt

1 TL	getrocknete Rhabarberwurzel, zerhackt oder gemahlen
250 ml	kochendes Wasser

Rhabarberwurzel (gibt es in der Apotheke) mit dem kochenden Wasser übergießen und 5–10 Minuten stehen lassen. Anschließend durch einen Kaffeefilter filtrieren und in eine dunke Flasche geben. Rhabarberwurzelextrakt ist im Kühlschrank 2–3 Tage haltbar. Rhabarberwurzel wirkt positiv auf die Mundschleimhäute, zieht sie zusammen und hilft auch bei großflächigen Entzündungen. Wir verwenden Rhabarberwurzel deshalb in einigen Rezepturen für Mund und Rachen. Rhabarberwurzel steckt auch in manchen Abführmitteln, da sie den Darm stark reizt. Dieser gewöhnt sich aber leider schon nach kurzer Zeit daran. Von der inneren Anwendung der Rhabarberwurzel raten wir deshalb ab.

Zungenpiercing und seine Behandlung

Die Idee, dass auch die Zunge verschönert oder geschmückt werden kann, ist in den letzten Jahren bei uns sehr modern geworden. Beim Zungenpiercing wird in der Regel eine Nadel durch den vorderen Teil der Zunge gestochen, auf der Zunge befindet sich später eine metallische Kugel oder ein ähnlich geformter Gegenstand, der beim Öffnen des Mundes sichtbar wird. Unter der Zunge wird der Stift durch ein Gegenstück befestigt.
Die Zunge lässt sich übrigens sehr leicht durchstechen. Durch die besondere Lage der Muskeln kann ein Stift ohne Probleme durch die Zunge gedrückt werden. Die Verletzung ist gering, so lange weder Blutgefäße noch Zungenbändchen getroffen werden. Der Speichel und v. a. die darin enthaltenen entzündungshemmenden Enzyme (siehe *Seite 8*) sorgen dafür, dass die Wunde sehr schnell verheilt.

Ein solches Zungenpiercing kann insbesondere ohne die richtige Hygiene oft Probleme bereiten.

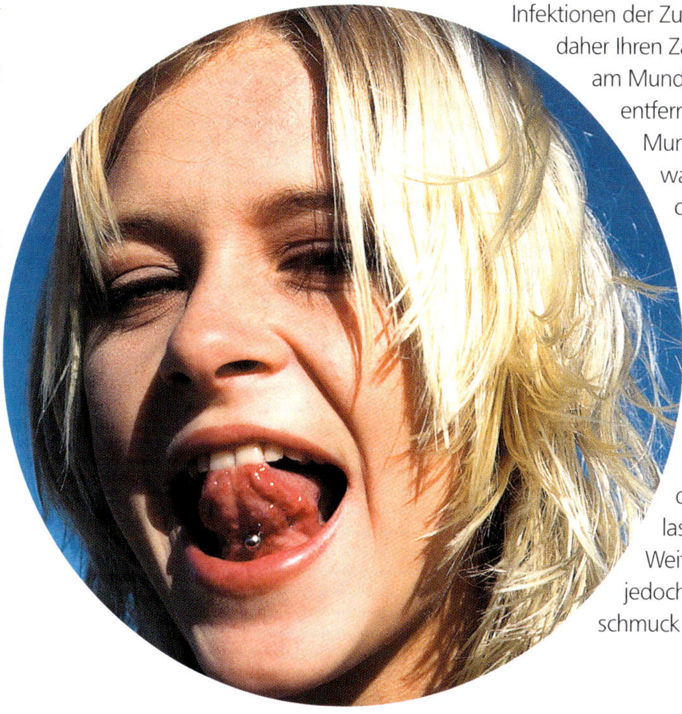

So erklärt sich, dass einige Zauberer als Trick insbesondere in Asien ihre Zunge sogar festnageln lassen. Wird der Nagel später entfernt, schließt sich die Wunde sehr schnell wieder.
Auch Zungenpiercings heilen deshalb besonders schnell ab.

Dieses Zungenpiercing ist nicht nach jedermanns Geschmack, Vertreter der Fangemeinde finden es höchst erotisch, manch anderer fühlt sich dadurch abgestoßen. Da sich über Geschmack bekanntlich nicht streiten lässt, ist jeder Mensch für die Verzierungen seines Körpers selbst verantwortlich. Allerdings birgt das Zungenpiercing, anders als beispielsweise der Nasenring, doch einige Gefahren: Da sich am Metall Zahnstein absetzt, kann es zu Infektionen der Zunge kommen. Bitten Sie daher Ihren Zahnarzt, den Zahnstein am Mundschmuck immer mit zu entfernen. Außerdem sollte der Mund regelmäßig mit Mundwasser (siehe *Seite 28*) oder besser noch mit einer Mundspüllösung (siehe *Seite 55 f.*) behandelt werden. Diese Maßnahmen können eine evtl. auftretende Metallallergie beim Träger allerdings nicht verhindern. Ist das der Fall, sollten Sie den Schmuck entfernen lassen.
Weitaus problematischer ist jedoch, dass der Zungenschmuck gegen die Zähne stoßen

kann. Dies geschieht besonders leicht, wenn der lange Stift, der bei frisch gestochenen Piercings zunächst als Halterung dient, später nicht gegen einen kurzen ausgetauscht wird. Die Zähne sind auf solche Kollisionen nicht vorbereitet. Zum einen können Teile des Zahnschmelzes absplittern oder Mikrosprünge erleiden, zum anderen kann es aber auch zu einer Entzündung des Zahnmarks in den Frontzähnen kommen, die letztendlich zum Verlust des gesamten Zahns führt.

Übrigens rufen auch Lippenpiercings manchmal ähnliche Probleme hervor. Wenn der Abstand zwischen Zahnfleisch und Unterlippe nämlich zu gering ist, drückt die Rückseite des Piercings ins Zahnfleisch und verursacht dort unter Umständen chronische Infektionen. Reicht eine Behandlung der Entzündung z.B. mit unseren Mundgels (siehe *Seite 30*) und Mundspüllösungen nicht aus, sollte das Piercing in jedem Fall entfernt werden.
Weitaus unproblematischer sind Piercings der Nase oder Ohren, bei denen es eigentlich kaum zu Schwierigkeiten kommt. Und das allseits beliebte Nabelpiercing heilt zwar besonders langsam ab, wenn die Wunde allerdings einmal geschlossen ist, entstehen auch hier kaum Komplikationen. Sollten dennoch ständig Entzündungen auftreten, könnte der Grund dafür wiederum in einer Nickel- oder anderen Metallallergie liegen. Hier sollte der Hautarzt oder ein Allergologe aufgesucht werden.
Direkt nach dem Eingriff garantiert nur ausreichende Hygiene, dass es nicht zu Entzündungen kommt. Schlimmer ist es jedoch noch, wenn beim Piercen die Gelbsuchterreger Hepatitis B oder C übertragen werden. Diese Viren können eine unheilbare und langfristig tödlich verlaufende Gelbsucht auslösen. Leider hat es in der Vergangenheit solche Fälle gegeben, deshalb sei an dieser Stelle davor gewarnt, leichtfertig, vielleicht sogar im Urlaubsort, solche Eingriffe vornehmen zu lassen. Entscheidend ist, dass alle Instrumente vor dem Gebrauch wirklich sterilisiert werden. Dies gelingt besonders gut bei Nadeln, während die Piercingpistole weniger gut zu reinigen sein soll. Außerdem kann diese durch Gewebequetschungen zu Wülsten um den Einstich führen.

Doch auch bei sachgemäßem Piercing muss die Einstichstelle über mehrere Wochen mehrmals am Tag behandelt werden, bis die Wunde endgültig verheilt ist.
Dazu empfehlen wir folgende Lösung:

Lösung zur Behandlung von frischen Piercings

15 g	Hamameliswasser
35 g	kosmetisches Basiswasser
5 Tr.	Teebaumöl (*Melaleuca alternifolia*)
5 Tr.	Lavendelöl (*Lavandula angustifolia*)
10 Tr.	Kamillenextrakt

Zutaten miteinander vermischen und Piercing-Einstich mehrmals am Tag mit einem getränkten Wattebausch oder einem Pad abtupfen. Zu Beginn der Behandlung kann auch unverdünntes Teebaumöl verwendet werden.

Zähne – das Elfenbein des Menschen

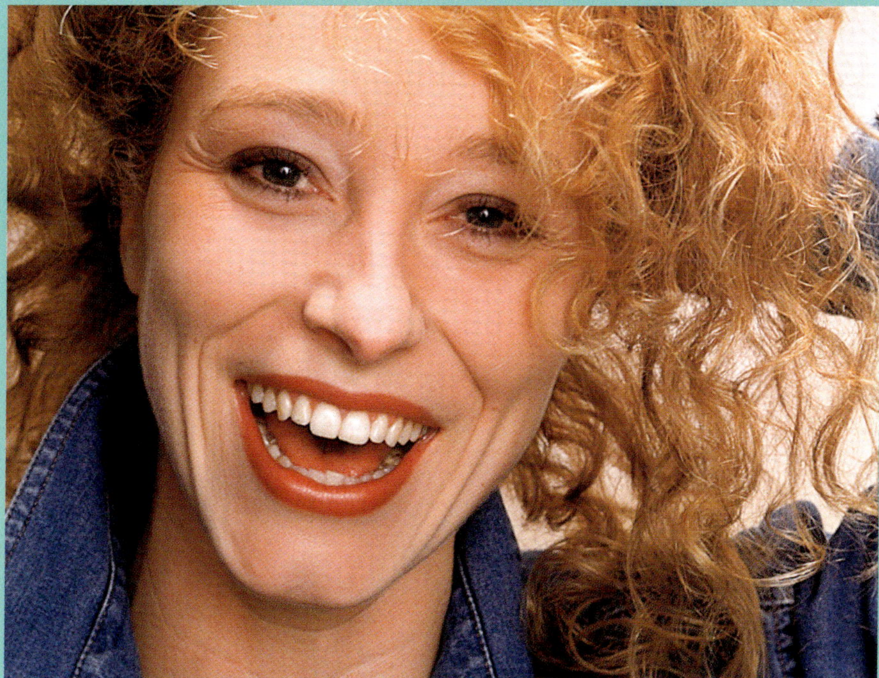

Schöne Zähne und ein strahlendes Lächeln wirken auf jeden Menschen sehr sympathisch.

Schöne Zähne für ein strahlendes Lächeln, damit werben Zahnpastareklamen genauso wie die Produzenten von Haftcremes für die „Dritten". Ob Models, Schauspieler oder andere Personen des öffentlichen Lebens, die Natur scheint ihnen allen gerade, weiße Zähne geschenkt zu haben. Doch wer weiß schon, wie viele dieser Zähne noch echt sind, wie viele Jahre aufwändiger kieferorthopädischer Korrekturen notwendig waren, um ein solch makelloses Gebiss zu formen. Die Natur stattet nämlich nur die wenigsten Menschen mit solch perfekten Zähnen aus.

Während die Milchzähne meist noch alle Platz im Kindermund finden, schieben sich die „bleibenden" Zähne oft zu Fehlstellungen übereinander. In unserer westlichen Welt tragen deshalb viele Kinder Zahnspangen (siehe *Seite 51*), um den nötigen Platz im Kiefer zu schaffen. Ohne solche Regulierungen kann das Gebiss zum Teil recht wunderliche Formen annehmen. Das prominenteste Beispiel hierfür sind wohl die Habsburger. Nicht nur deren Lippe war berühmt, sondern auch ihre Kieferanomalien. Diese prägten sich von Generation zu Generation stärker aus, da auch hier sehr stark „untereinander" geheiratet wurde und auf diese Weise kein frisches Blut die Ahnenlinie bereicherte. Teilweise nahmen die Angehörigen dieses Adelsgeschlechts nicht einmal feste Nahrung zu sich, da sie nicht richtig kauen konnten. Das – sicherlich extreme – Beispiel der Habsburger zeigt aber auch etwas anderes: „Schöne" oder besser gesagt gesunde Zähne, die sich im Kiefer nicht behindern, sind keineswegs nur eine Frage der Schönheit, sondern auch eine der Verdauung. Ohne Zähne oder Zahnprothese entwickelt ein Mensch sehr schnell schwere gesundheitliche Probleme. Auch hier gibt es ein berühmtes Beispiel: König Ludwig der XIV. von Frankreich hatte sich auf den fragwürdigen Rat seines Hausarztes hin sämtliche Zähne ziehen lassen. Damit begann ein lebenslanges Martyrium des Sonnenkönigs, denn beim groben Ziehen war ein Loch im Gaumen zum Nasenraum des Monarchen entstanden, in dem sich regelmäßig Speisereste festsetzten, die zu Entzündungen und fauligem Mundgeruch führten. Ohne Zähne würgte der König seine Nahrung mehr schlecht als recht hinunter, die groben Brocken widersetzten sich der Verdauung. Starke chronische Verdauungsbeschwerden und eine Darmfistel quälten den König bis zu seinem Tod. Dieses historische Beispiel zeigt, wie wichtig die Zähne für den Gesundheitszustand des Menschen sind. Die Zähne und unser Kiefer leisten harte mechanische Arbeit. Das zeigt sich zum Beispiel daran, dass wohl niemand in der Lage wäre, ein Stück Fleisch von einem Steak mit der Hand abzureißen. Erst mit Messer und Gabel meistern wir diese Aufgabe ohne Probleme, unsere Zähne hingegen zerkleinern auch das zäheste Fleisch. Mit Zähnen und Kiefer kann ein Erwachsener ohne Probleme ca. 80 kg halten.

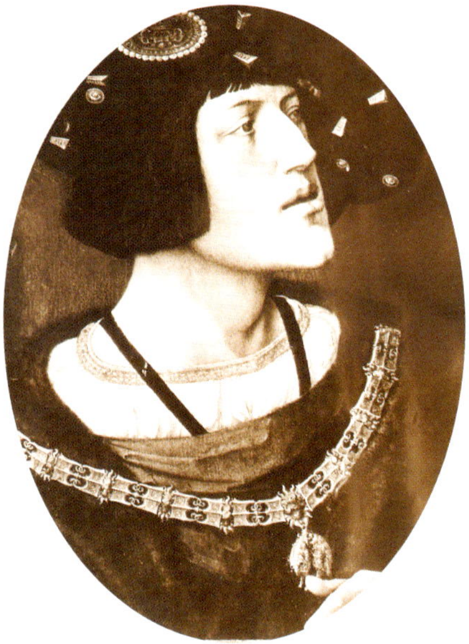

Die Habsburger, hier Karl V., waren nicht nur wegen ihrer Lippen bekannt, sondern auch wegen ihrer Kieferanomalien, die sich von Generation zu Generation stärker ausprägten, da durch das Heiraten „untereinander" kein frisches Blut die Ahnenreihe bereicherte.

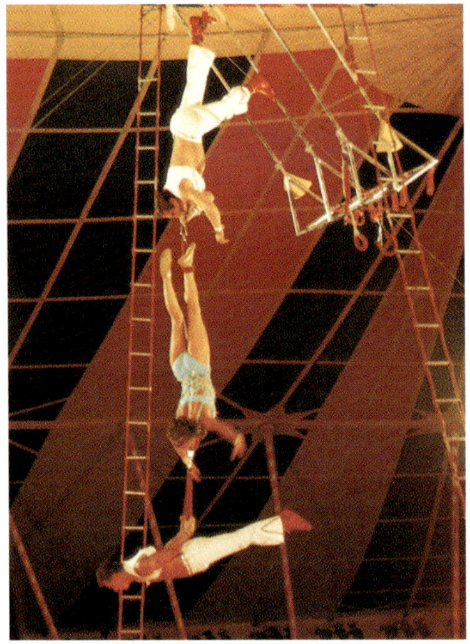

Artisten, die in schwindelnder Höhe Gewichte nur an einem Mundknebel festhalten, bringen es auf eine Belastung von 700 kg.

Es ist schon erstaunlich, welche Beanspruchung die Zähne im Verlauf unseres Lebens erfahren: Bei nur drei Mahlzeiten am Tag und einem Alter von ca. 75 Jahren sind dies über 80 000 Einsätze. Die realistische Zahl liegt vermutlich sogar noch weit höher, da die meisten Menschen öfter als dreimal am Tag essen. Um diese enorme Tortur zu überstehen, ist es wichtig, dass der Kaudruck über Mechanismen gemindert wird, da andernfalls Zähne und Kiefer zu stark belastet würden. Dabei spielen die Blut- und Lymphgefäße sowie die Nerven eine besondere Rolle. Erstere funktionieren wie eine hydraulische Bremse, bei Belastung geben sie Flüssigkeit ab, bei Entlastung

füllen sie sich wieder. Die Nerven geben ihrerseits eine Rückmeldung über die Belastungsänderungen an das Gehirn, sodass die Kaumuskeln genau den richtigen Kaudruck erzeugen.
Menschen, die einen Teil oder sogar alle Zähne verloren haben, können bestimmte Nahrungsmittel gar nicht mehr oder nur in pürierter oder zerkleinerter Form zu sich nehmen. Selbst die beste Vollprothese hat mit einem Schnitzel oder Steak so ihre Probleme.

Noch in den sechziger und siebziger Jahren war es bei Zahnärzten sehr beliebt, bei älteren Leuten reparaturfähige Zähne zu ziehen und dann teuren Zahnersatz anzubringen. An solchen Maßnahmen verdienten die Zahnärzte nicht unerheblich, und so musste bei älteren Leuten manches angegriffene, aber dennoch sanierbare Naturgebiss der blendenden Zahnprothese weichen. Heute setzen die meisten Zahnärzte zu Recht auf Zahnerhalt. Selbst ein arg kariesgebeutelter Zahn erfüllt im gut restaurierten Zustand seine Arbeit besser als jeder noch so gut installierte künstliche Zahn. Die „echten" Zähne können nämlich durchaus bis ins hohe Alter ihre Aufgabe erfüllen. Die Voraussetzung dafür sind eine gute Pflege und regelmäßige Kontrolluntersuchungen beim Zahnarzt.

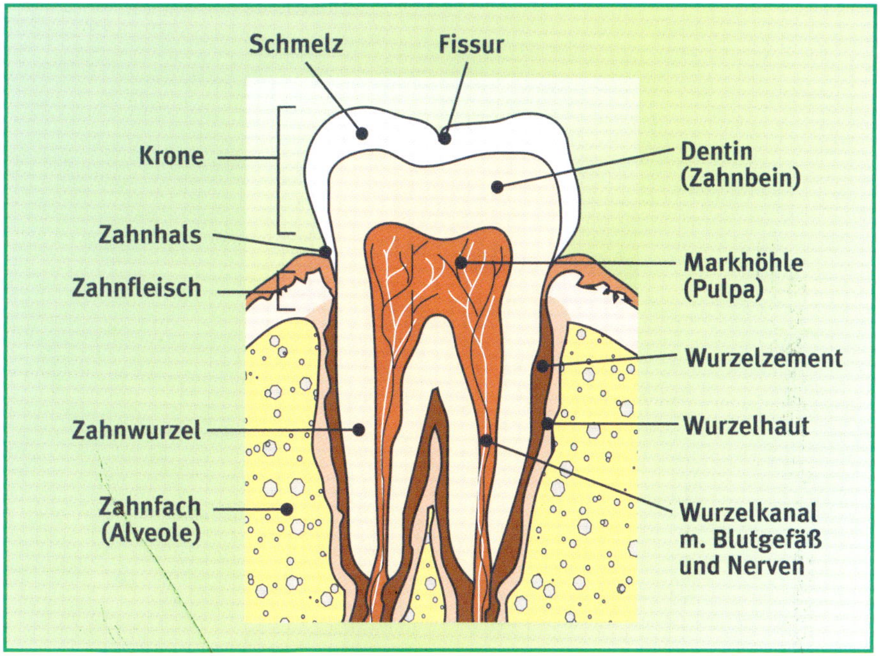

Man teilt den Zahn in Zahnkrone, -hals und -wurzel auf. Der Zahn besteht im Kronenbereich aus einer äußerst harten, emailartigen Oberschicht, dem Schmelz, darunter dem weicheren – aber härter als Knochen – Dentin (Zahnbein) und dem Wurzelzement der Wurzel. In seinem Inneren befindet sich die Pulpa, ein Geflecht aus feinen Blutgefäßen und Nerven.

WAS SIND ZÄHNE?

Zähne gehören zu den härtesten Gebilden im Organismus. Der Hauptteil des Zahnes besteht aus Dentin. Bei diesem Zahnbein handelt es sich um knochenähnliches Material, das von der Pulpa, dem Zahnmark, ernährt wird. Dieses Dentin sehen wir normalerweise nicht, da darüber noch eine Schicht Zahnschmelz liegt. Dieser ist die härteste Substanz, die der menschliche Körper bilden kann. Es handelt sich dabei um Mineralkristalle, die hauptsächlich aus Calcium und Phosphor bestehen. Diese Mineralsalze bilden sechsseitige Schmelzprismen, die den gesamten Zahnschmelz durchziehen. Da dieser, wie bereits gesagt, keine lebenden Strukturen enthält, kann er sich auch nicht regenerieren. Ein abgebrochenes Stück Zahnschmelz ist also unwiderruflich verloren.
Manche Menschen reagieren empfindlich auf sehr heiße oder sehr kalte Speisen, auch extrem Süßes kann schneidende Zahnschmerzen verursachen. Der Grund: Wenn am Übergang zwischen Wurzel und Zahnkrone Dentin herausschaut, werden von diesen freiliegenden Zahnhälsen die Reize besonders schnell und damit schmerzauslösend auf das Zahnmark übertragen.

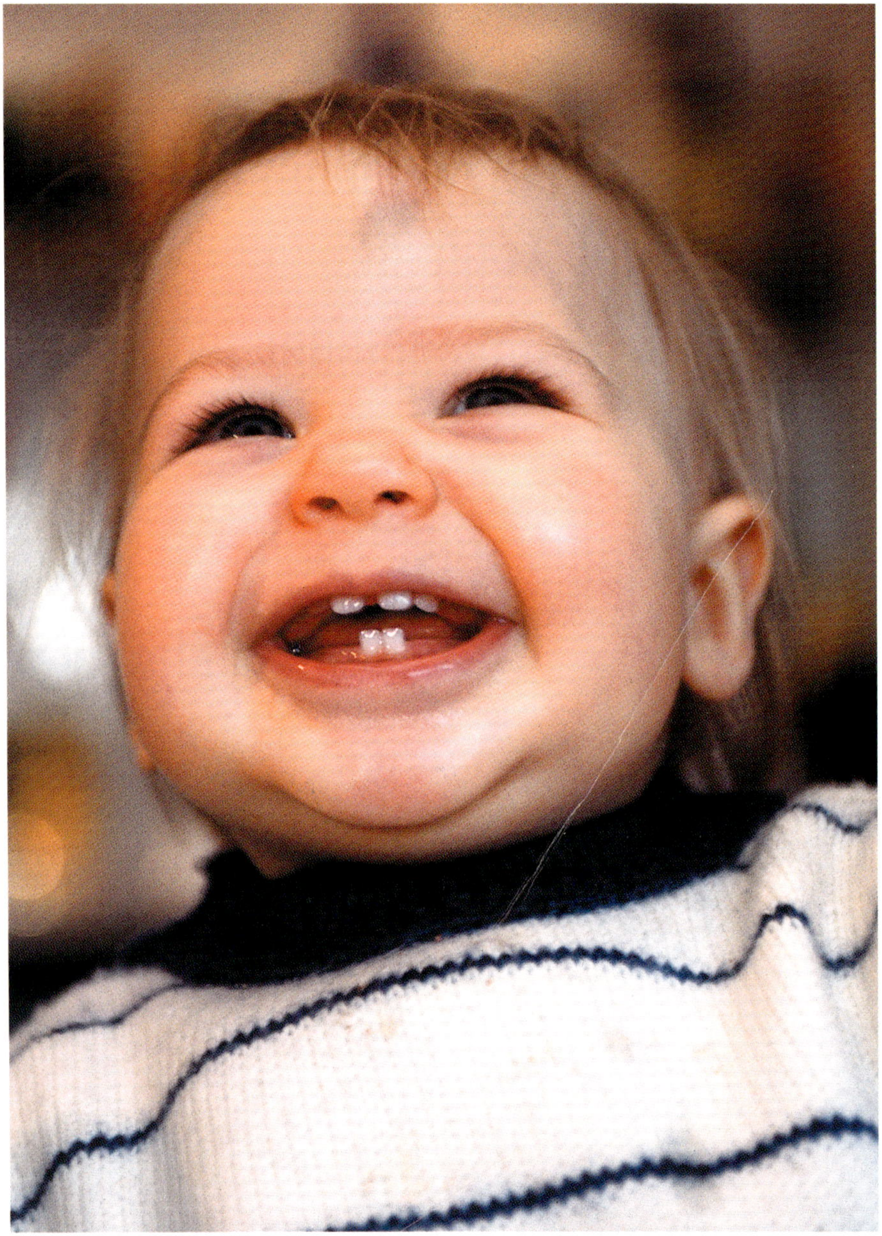

Ein Milchgebiss hat 20 Zähne (8 Schneidezähne, 4 Eckzähne, 8 Backenzähne), die in einer genau festgelegten Reihenfolge durchbrechen.

Strontiumchlorid kann die Empfindlichkeit der Zähne vermindern und ist deshalb in entsprechenden Zahncremes, z. B. Sensodyne, enthalten. Auch Nelkenöl mindert die Schmerzempfindlichkeit und ist deshalb Bestandteil in unserer speziellen Zahncreme für gesunde Zähne (siehe *Seite 44*).
Die Zahnwurzel ist doppelt so lang wie die Zahnkrone und wird im Kiefer vom so genannten Zahnhalteapparat befestigt. Der Ausdruck Apparat ist insofern angemessen, da der Zahn keineswegs fest im Kiefer verankert ist, sondern quasi in ihm aufgehängt den Kaudruck abfedert. Der Zahnhalteapparat besteht aus der Wurzelhaut, dem Wurzelzement, der die gesamte Zahnwurzel umgibt. Von dort ziehen Bindegewebsfasern in die Knochenwand des Zahnfachs. Jeder Zahn hat im Kieferknochen sein eigenes Fach, das nach dem Verlust des Zahns mit Knochen ausgefüllt wird.

VON ERSTEN UND ZWEITEN ZÄHNEN

Die meisten Kinder werden ohne Zähne geboren. Ausnahmen gibt es allerdings immer: So soll Napoleon Bonaparte schon mit einem Milchzahn auf die Welt gekommen sein. Doch normalerweise ist der Babymund zahnlos und kann beim Trinken die empfindliche Brustwarze der Mutter nicht verletzen.
Die ersten Zähne brechen zwischen dem 6. und 8. Monat durch, die hinteren Mahlzähne sind die letzten im Milchgebiss und erscheinen spätestens im dritten Lebensjahr. Die Zähne halten in ihrem Erscheinen eine genaue Reihenfolge ein: Zunächst wachsen die Schneidezähne, dann folgen die ersten

Mahlzähne, danach stoßen die Eckzähne durch und zum Schluss kommen die hintersten Backenzähne. Eine Störung dieser Reihenfolge ist häufig ein Zeichen für eine bestehende Krankheit, deshalb sollte hier der Kinderarzt zu Rate gezogen werden.
Die häufigste Ursache für ein abweichendes Zahnen war in der Vergangenheit sicher die Rachitis. Diese gefürchtete Vitamin-D-Mangelerkrankung ist bei kleinen Kindern häufig auf Sonnenlichtmangel zurückzuführen, denn Vitamin D, das für den Calcium- und Phosphatstoffwechsel und somit für die Knochen- und Zahnbildung notwendig ist, bildet sich nur unter Einfluss des Sonnenlichts in der Haut.
Insbesondere in den fünfziger Jahren litten viele Kleinkinder im Ruhrgebiet und anderen armen Industriegebieten darunter, da die verschmutzte Luft und die dunklen Hinterhöfe für einen Sonnenlichtmangel und damit einen Vitamin-D-Mangel verantwortlich waren. Heute werden die Kleinen regelmäßig mit Vitamin-D-Präparaten versorgt, um die gefürchtete Krankheit auszuschließen.
Doch auch Fluor spielt beim Aufbau der Zähne eine wichtige Rolle, und das beginnt bereits im Mutterleib, denn die Milchzähne werden vom vierten bis siebten Schwangerschaftsmonat angelegt. Ein Mangel in diesen Monaten der Schwangerschaft wird sich deshalb auch im Milchgebiss des Kindes niederschlagen. Sichtbare Zeichen dafür sind ein abnormaler Zahnschmelz mit Rillen, Flecken und Buchten. Leider sind solche Zähne nur schwer sauber zu halten, eine erhöhte Kariesanfälligkeit ist die Folge. Um dies zu vermeiden, kann von einer Schwangeren zusätzlich Fluor und Vitamin D eingenommen werden. Dazu sollte der behandelnde Frauenarzt befragt werden. In Apotheken gibt es spezielle Tabletten (Zymafluor D, Fluor-Vigantoletten, D-Fluoretten), die auch von Kindern genommen werden können.

Die Milchzähne sind kleiner als die „bleibenden" Zähne, da der Kinderkiefer noch nicht ausgewachsen ist. Obwohl die Milchzähne später noch einmal ersetzt werden, müssen sie genauso gepflegt werden wie die bleibenden Zähne, da nur gesunde Milchzähne eine ausreichende Zerkleinerung der Speisen gewährleisten. Weiterhin erfüllen sie im Kiefer aber auch eine wichtige Platzhalterfunktion. Fallen sie zu früh aus, so „finden" die sich noch in der Entwicklung befindlichen darunter liegenden Zähne nicht die richtige Position. Schwere Fehlstellungen im bleibenden Gebiss sind die Folge. Zähne putzen, gute Mundhygiene und auch ein regelmäßiger Zahnarztbesuch sollten deshalb auch beim Kleinkind die Regel sein.

Zwischen dem 6. und 13. Lebensjahr beginnen die Milchzähne zu wackeln, bis sie schließlich ausfallen. Dieser Zahnwechsel führt zu vorübergehenden Lücken im Gebiss und zu mancherlei Geschrei, da die Prozedur nicht immer ganz schmerzfrei verläuft. Wenn der Zahn nur noch an einem

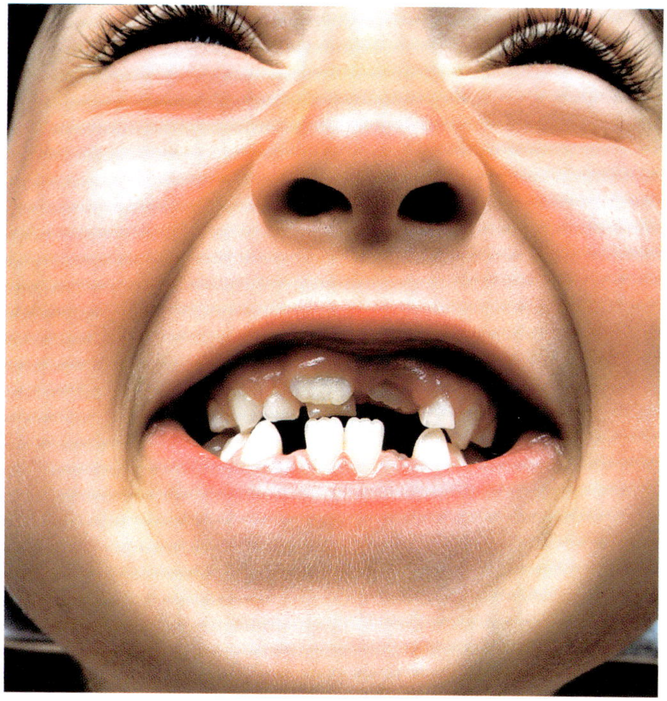

Der Zahnwechsel führt zu vorübergehenden Lücken im Mund, die aber relativ zügig mit den bleibenden Zähnen gefüllt werden.
Das „zweite" Gebiss besitzt mit den Weisheitszähnen 32 Zähne (8 Schneidezähne, 4 Eckzähne, 8 kleine Backenzähne, 12 große Backenzähne).

dünnen „Fädchen" hängt, kann die Stelle mit etwas Nelkenöl oder unserer Mund- und Zahntinktur (siehe *Seite 54*) schmerzunempfindlich gemacht werden. Jetzt lässt sich der Zahn mit einem beherzten Ruck relativ schmerzfrei entfernen. Danach sollte der Mund einige Male mit Mundwasser (siehe *Seite 28*) gespült werden.
Die zweiten Zähne stehen zu diesem Zeitpunkt bereits in den Startlöchern und füllen die entstandenen Lücken so schnell wie möglich aus. Auch sie halten bei ihrem Vorstoß die gleiche Reihenfolge wie die ersten ein. Anders als das Milchgebiss mit seinen 20 umfasst das permanente Gebiss 32 Zähne.

Ärger mit den Weisheitszähnen

Die Weisheitszähne nehmen dabei eine Sonderstellung ein, da sie erst zwischen dem 17. und 21. Lebensjahr durchbrechen. Ob sich zu diesem Zeitpunkt tatsächlich schon die Altersweisheit eingestellt hat, bleibt wohl dahingestellt. Fest steht jedoch, dass diese Zähne ihren Trägern häufig Probleme bereiten. Oft bleiben sie auf halber Strecke stehen und schauen nur mit der Spitze aus dem Zahnfleisch heraus, wobei dieses immer wieder gereizt wird. Der Grund dafür besteht meist darin, dass sie nicht mehr ausreichend Platz im Kiefer finden. Der Zahnarzt muss deshalb entscheiden, ob die Weisheitszähne evtl. entfernt werden sollen. Gegen die akuten Beschwerden helfen unsere Mundgele (siehe *Seite 30*), die einfach auf die schmerzenden Bereiche aufgetragen werden und das Zahnfleisch beruhigen. Weitaus schlimmer ist es jedoch, wenn die Weisheitszähne quer liegen. Dann stören und gefährden sie die Nachbarzähne, verursachen Schmerzen und können nicht mehr ordentlich aus dem Kiefer wachsen. Der Zahnarzt oder Kieferchirurg muss solche Zähne herausoperieren, um weiteres Unheil zu vermeiden. Am besten haben es da wohl noch die Menschen getroffen, die überhaupt keine Weisheitszähne haben. Bei manchen werden diese nämlich gar nicht mehr angelegt. Die Gründe dafür sind unbekannt, könnten aber darin liegen, dass aus entwicklungsgeschichtlicher Sicht diese allerhintersten Backenzähne für den Menschen überflüssig geworden sind.

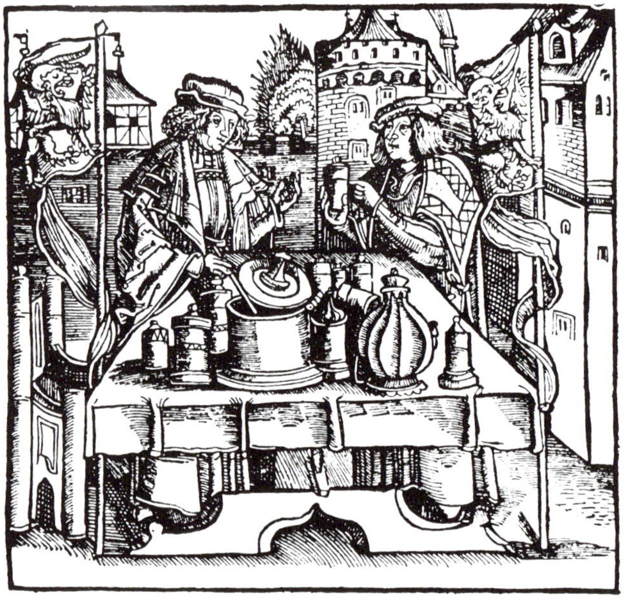

**Der Sirup, mit dem die Apotheker im Mittelalter ihre Arzneimittel abschmeckten, war eine Ursache für den oft schlechten Gebisszustand dieses Berufsstands. Besonders fatal dabei war, dass sie die kleinen Zuckerdosen über den Tag verteilt aufnahmen;
so konnte der Zucker seine kariesfördernde Wirkung immer wieder neu entfalten.**

KARIES ODER ZAHNFÄULE

Doch egal, ob es sich um Weisheitszähne oder die „anderen" Zähne handelt, sie alle können krank werden. Karies ist die häufigste Erkrankung der Zähne, weltweit ist nahezu jeder Erwachsene davon betroffen.
Bereits im Altertum beobachteten die Menschen, dass es einen Zusammenhang zwischen der Ernährung und dem Entstehen der so genannten Zahnfäule gab. So bemerkte Aristoteles, dass ein hoher Konsum von getrockneten Feigen mit einem vermehrten Auftreten von Karies einher geht. Die Ärzte des Mittelalters stellten bei Apothekern einen schlechten Gebisszustand fest, der auf den regelmäßigen Zuckerkonsum dieser Berufsgruppe zurückgeführt wurde. Die Apotheker schmeckten

ihre selbst hergestellten Arzneien nämlich mit Sirup ab.
Zucker bleibt für die Zähne nur dann unschädlich, wenn er direkt nach der Mahlzeit gründlich von den Zähnen abgebürstet wird. Das ist leider in vielen Fällen, z. B. auf Reisen, nicht möglich. Außerdem hat Zucker noch andere, die Gesundheit beeinträchtigende Eigenschaften: Er enthält nämlich ausschließlich „leere" Kalorien und keine für den Körper wertvollen Vitamine, Mineralien oder Spurenelemente. Da er im Körper sehr schnell in frei verfügbare Energie umgesetzt wird, ist er ein echter Dickmacher.

Süße Alternativen, die die Zähne schonen

Die Hobbythek hat in der Vergangenheit deshalb auf Süßstoffe und Zuckeraustauschstoffe gesetzt und eine ganze Palette zahnschonender und zuckerfreier Süßigkeiten, Backwaren und Konfitüren initiiert. Insbesondere für Kinder, die zwischendurch immer wieder naschen, sind die zuckerfreien Alternativen überaus empfehlenswert. Gerade Bonbons und Lutscher sind besonders gefährlich, da sie sehr lange im Mund bleiben, weil sie – anders als Schokolade – nicht gekaut und geschluckt, sondern zeitaufwändig vom Speichel aufgelöst werden. Auf *Seite 20 f.* finden Sie zahnschonende Bonbon-Rezepte, die zusätzlich für einen frischen Atem sorgen. In unseren Büchern „Süßigkeiten und Gebäck" und „Mit der Hobbythek gesund durchs Jahr" haben wir dazu weiterführende Rezepte präsentiert. Außerdem sei an dieser Stelle noch einmal auf unseren Süßstoff **Lightsüß HT** hingewiesen, der zu 70 % aus Acesulfam und zu 30 % aus Aspartam besteht und keinen unangenehmen Nachgeschmack hat. Sie schonen also nicht nur Ihre Zähne, sondern vermeiden auch überflüssige Kalorien. Lightsüß eignet sich nicht nur zum Süßen von Tee und Kaffee, sondern auch für Joghurts und andere Milchspeisen. Als zahnschonender Geschmacksgeber haben wir ihn sogar in unserem Zahngel (siehe *Seite 45*) und Mundsprays bzw. Mundspüllösungen (siehe *Seite 55 f.*) verwendet.

Aber auch die Industrie entwickelt seit einigen Jahren zahnschonende Süßigkeiten. Diese Produkte sind mit dem so genannten Zahnmännchen der Aktion zahnfreundlich e.V. versehen, was besagt, dass sie als nicht kariogen eingestuft werden.
Im Bereich Schokolade sind dies z. B. zuckerfreie Tafeln, die als Ersatz die Zuckeraustauschstoffe Lactit und Polydextrose enthalten. Leider zeigt Polydextrose jedoch auch die gefürchteten „Nebenwirkungen", sprich sie verursachen – z. T. sogar recht starke – Blähungen. Geschmacklich ist diese Schokolade kaum von herkömmlichen Sorten zu unterscheiden, sie sollte wegen der bekannten Probleme jedoch nur in Maßen genossen werden.

Doch auch der Gegensatz von Süßem schadet den Zähnen. Fruchtsäfte, Cola, viele Obst- und manche Gemüsesorten enthalten Säuren. Besonders offensichtlich wird dies beim Rhabarber, der nach dem Essen eine Art stumpfes Gefühl auf den Zähnen hinter-

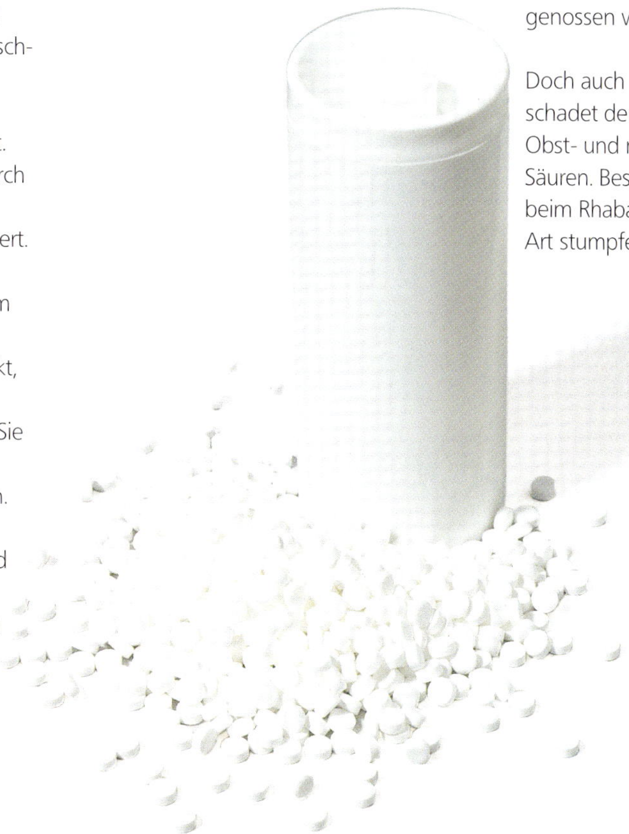

Mit unserem Zuckeraustauschstoff „Lightsüß HT" können Sie unbesorgt Ihren Tee, andere Getränke, Joghurt oder Quark und vieles mehr süßen.

lässt. Prinzipiell sind diese Säuren nicht schädlich, da sie nach kurzer Zeit durch den Speichel verdünnt und abgepuffert werden und so für den säureempfindlichen Zahnschmelz keine Gefahr mehr darstellen. Vor dem zu Bett gehen sollten derartige Genüsse jedoch in jedem Fall vermieden werden, da nachts die Speichelproduktion abnimmt. Um den Säuregrad im Mund besonders schnell zu senken, haben wir ein spezielles Bonbon entwickelt – natürlich zuckerfrei:

Antisäure-Bonbons

200 g	Isomalt
1 EL	Natron
1 TL	Krauseminzeöl (*Mentha spicata*)

Isomalt mit Natron vermischen und in der Pfanne vorsichtig schmelzen. Krauseminzeöl zugeben und die Masse mit einem kleinen Löffel auf die gewünschte Größe tropfen (siehe Abb. *Seite 19*). Der pH-Wert unserer Bonbons liegt bei 8,5, also im alkalischen Bereich, d. h., dass das saure Milieu im Mund reduziert wird. Um den Säuregrad im Mund zu senken, reicht es bereits aus, ein kleines Bonbon zu lutschen. Wegen der leicht blähenden Wirkung von Isomalt nicht mehr als 20 g davon pro Tag essen.

Das Zahnmännchen besagt, dass die gekennzeichneten Süßigkeiten keine kariogenen Zutaten enthalten.

Zahnbelag, Zahnstein und ihre Gefahren

Doch es ist keineswegs der Zucker selbst, der die Zähne angreift, sondern es sind die Bakterien, die im Inneren unseres Mundes angesiedelt sind. Zu dieser Mundflora zählen auch Milchsäurebakterien und der besonders kariesfördernde *Streptococcus mutans*. Bei mangelnder Mundhygiene finden sie einen für sie optimalen Lebensraum im Zahnbelag, der ihnen das geliebte sauerstoffarme Milieu bietet.
Zahnbelag besteht aus eiweißhaltigen Ablagerungen der Spucke. Werden diese nicht durch regelmäßiges Zähne putzen entfernt, siedeln sich darin immer mehr Mikroorganismen an. Die Bakterien überlagern sich in vielen Schichten, wobei die Sauerstoffkonzentration zum Zahn hin zunehmend geringer wird. Die kariesfördernden Bakterien suchen sich nun genau diese Stellen direkt am Zahnschmelz und ernähren sich dort bevorzugt von Haushaltszucker. Sie verschmähen aber auch Frucht- und Traubenzucker, z. B. aus Früchten, nicht und verdauen sogar Mehrfachzucker wie Kohlenhydrate aus Nudeln. Doch damit nimmt das Drama erst seinen Anfang, denn das eigentlich Gefährliche sind die Verdauungsprodukte der Bakterien, speziell der Milchsäurebakterien. Diese scheiden Milchsäure aus, die den Zahnschmelz regelrecht ätzt.

Die Milchsäure löst zunächst feine Mineralkristalle aus dem Zahnschmelz, wodurch die entsprechende Stelle porös wird. Die Säure kann nun in die tieferen Schichten vordringen und dort weiter Calcium und Phosphat freisetzen. Durch diesen Verlust bilden sich auf dem Zahn weiße Flecken. Nach einiger Zeit bricht die poröse Oberfläche ein, das Loch ist da. Hier, besonders an der rauen Oberfläche des Kraters, können sich die fatalen Mikroorganismen nun umso besser ansiedeln. Jetzt kann es auch zu den für Karies typischen braunen Fäulnisflecken kommen. Wenn der Zersetzungsprozess das Zahnbein erreicht, treten die ersten Schmerzen auf. Der Zahn reagiert

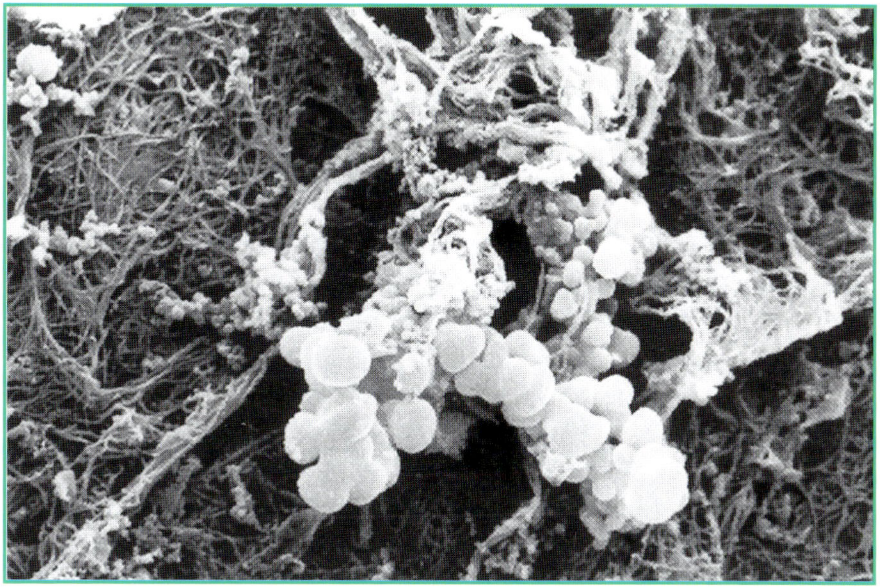

In 2000facher Vergrößerung sehen Sie hier Mikroorganismen (Bakterien, Pilze, Hefen usw.), die eine Zahnoberfläche besiedeln. Man nennt diese in ihrer Gesamtheit Plaque.

jetzt empfindlich auf Süßes sowie heiße und kalte Reize. Wenn zu diesem Zeitpunkt der Zahnarztbesuch noch immer aufgeschoben wird, wird die Situation nicht nur für den Zahn, sondern auch für seinen Träger kritisch: Die Bakterien können nun bis zur Pulpa (siehe Abb. *Seite 35*) vordringen, die sich aufgrund der Infektion entzündet.
Wie jedes andere Gewebe reagiert das Zahnmark auf die Entzündung mit einer Schwellung. Da das Zahnbein jedoch wie ein starrer Panzer um das Mark herumliegt, spitzt sich die Situation im Kiefer zu. Klopfende Schmerzen signalisieren die gefährliche Entzündung, die Blutabfuhr zur Wurzelspitze schwillt zu, wodurch der gesamte Zahn abstirbt. Doch damit ist die Leidenszeit noch immer nicht beendet, denn das Zahnmark fault und entzündet das umliegende Gewebe. Der eitrige Abszess kann dabei den Kieferknochen angreifen oder wird vom Körper eingekapselt. Es ensteht eine Geschwulst (Granulom), die über Jahre Krankheitserreger oder Gifte an den Körper abgibt. Die Folgen können von Kopfschmerzen über Rheuma bis hin zu Herz- und Nierenbeschwerden reichen.
Diese Ausführungen zeigen sehr deutlich, dass sich Karies zu einer schweren Krankheit entwickeln kann. Eine gute Mundhygiene mit ausreichender Fluorversorgung und regelmäßige Kontrollbesuche beim Zahnarzt können Karies jedoch weitgehend verhindern oder schon im Keim ersticken. Es gibt allerdings wohl kaum einen Menschen, der ohne Karies durchs Leben geht, denn bereits als Säugling werden wir, meist über die Mutter, mit den kariesauslösenden Bakterien infiziert, die wir dann unser Leben lang beherbergen.
Auch gründliches Putzen kann Zahnbelag nicht völlig verhindern. Zusätzlich bildet sich an den Zähnen auch langsam Zahnstein. Dieser besteht zu zwei Dritteln aus Kalk, der Rest sind Eiweißverbindungen und organische Substanzen.
Es scheint so zu sein, dass einige Menschen eher zu Zahnstein neigen als andere, darauf nehmen die Zusammensetzung des Speichels und der Säuregrad der Mundhöhle Einfluss.

Bei der halbjährlichen Kontrolluntersuchung durch den Zahnarzt, die für jeden zahnbewussten Menschen ein unbedingtes Muss ist, wird der Zahnarzt natürlich auf Zahnstein und Zahnbelag achten. Diese können in der Regel völlig schmerzfrei mit einem Ultraschallgerät und/oder mit einem Gebläse, das Natronpulver sprüht, entfernt werden. Meist kommt es bei der Behandlung zu einem kurzen Zahnfleischbluten, das aber bald nachlässt.
Wer seine Zähne selber auf Zahnbelag und Zahnstein kontrollieren möchte, kann dies mit im Fachhandel angebotenen Plaquetabletten, die auch über Apotheken erhältlich sind, machen. Diese färben den Belag kurzfristig an.

DIE RICHTIGE MUNDHYGIENE

Zahn- und Mundhygiene ist das A und O zum Erhalt unserer Zähne. Als Faustregel gilt, dass mindestens zweimal täglich die Zähne gründlich geputzt werden sollten.
Abends kurz vor dem zu Bett gehen, danach auf keinen Fall mehr etwas essen. Das süße Betthupferl, das man in manchen Hotels immer noch auf dem Nachttisch oder dem Kopfkissen findet, ist in dieser Hinsicht eine sträfliche Versuchung. Nach dem Zähne putzen darf nur noch Sprudelwasser oder ungesüßter bzw. süßstoffgesüßter Tee getrunken werden, auf zuckerhaltige Limonaden, aber auch auf Bier oder Wein sollte zu diesem Zeitpunkt auf jeden Fall verzichtet werden.
Generell gilt, dass nach dem Zähne putzen in den nächsten zwei Stunden auf stark säurehaltige Lebensmittel wie Rhabarber oder Orangen verzichtet werden sollte, da der Zahnschmelz jetzt besonders leicht angegriffen werden kann. Umgekehrt sollten die Zähne auch nicht sofort nach dem Konsum saurer Getränke bzw. Lebensmittel geputzt werden.
Morgens findet die Zahnreinigung am besten nach dem Frühstück statt, da dabei die Speisereste, die sonst unter Umständen bis zum erneuten Bettgang im Mund verbleiben, gleich mit beseitigt werden. Zusätzlich zu diesen beiden Putzgängen empfehlen wir jedoch, die Zähne auch nach dem Mittagessen oder nach einer süßen Zwischenmahlzeit zu reinigen.

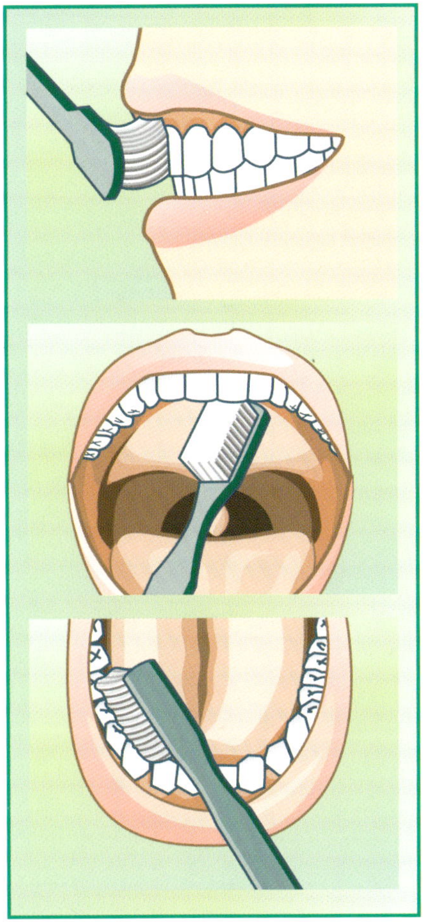

Die Art der Zahnputztechnik ist zweitrangig, viel wichtiger ist eine regelmäßige Anwendung nach einem bestimmten System: Man beginnt im Oberkiefer rechts außen bei den hinteren Backenzähnen, reinigt dann die Außenseiten der Schneidezähne und Backenzähne der anderen Seite (oben). Auf die gleiche Weise den Unterkiefer putzen, anschließend die Innenseite der Zähne (Mitte). Abschließend wird eine Reinigung aller Kauflächen der Backenzähne durchgeführt (unten). Auf keinen Fall darf jedoch horizontal geputzt werden, auch sollte der aufgewendete Druck nicht zu stark sein.

Eine gute Technik

Bei der Zahnpflege muss jeder Zahn mit kreisenden Bewegungen sowohl von vorne bzw. hinten als auch auf der Kaufläche gründlich gereinigt werden. Generell gilt die Regel von rot nach weiß, also vom Zahnfleisch in Richtung Zahn zu bürsten. Fragen Sie Ihren Zahnarzt nach der für Sie optimalen Putztechnik, denn diese hängt u.a. auch von der individuellen Zahnfleischsituation und der Stellung der Zähne ab. Mindestens zwei Minuten sollte das Zähne putzen dauern, danach den Mund ausspülen, am besten mit Wasser, dem zuvor einige Tropfen Mundwasser (siehe *Seite 28*) zugesetzt wurden.
Der Handel bietet eine Vielzahl von verschiedenen Zahnbürstenmodellen an, jeder muss für sich herausfinden, mit welchem Modell er am besten auch in die hintersten Ecken seines Gebisses vordringen kann. Prinzipiell gilt, dass für kleine Kiefer Bürsten mit besonders kleinem Kopf gut geeignet sind, bei empfindlichem Zahnfleisch empfiehlt sich eine Bürste mit weichen, am Ende abgerundeten Borsten usw. Die Borsten sollten übrigens immer aus Plastikmaterial und nie aus Naturhaaren bestehen, da letztere leicht verkeimen können.
Generell sollte die Zahnbürste nach dem Putzen gut ausgespült und dann so aufbewahrt werden, dass sie so schnell wie möglich trocknen kann. Günstig ist es, die Zahnbürste jeweils mit dem „Kopf" nach oben stehend im Zahnputzbecher aufzustellen oder sie aufzuhängen. Auf diese Art und

Weise werden anhaftende Mikroorganismen an einer Vermehrung gehindert und trocknen langsam ein. Nach zwei bis drei Monaten muss die Zahnbürste gewechselt werden.

Elektrische Zahnbürsten – keine überflüssige Spielerei

In den letzten Jahren haben sich vermehrt elektrische Zahnbürsten auf dem Markt durchgesetzt. Diese entfernen mit kreisenden oder schwingenden Bewegungen sowohl Speisereste als auch leichte Beläge. Solche elektrischen Zahnbürsten sind auch gut für Kinder geeignet, die beim Putzen gerne ein wenig schlampen. Vielen macht die Benutzung der High-Tech-Zahnbürste zudem Spaß und die Reinigung fällt in jedem Fall gründlicher aus. Ich, Jean Pütz, verwende schon seit vielen Jahren die „Water pik sonicspeed SR 100", die mit 30 000 Schwingungen pro Minute die wohl „schnellste" elektrische Zahnbürste ist und eine hervorragende Zahnreinigung in kürzester Zeit garantiert.

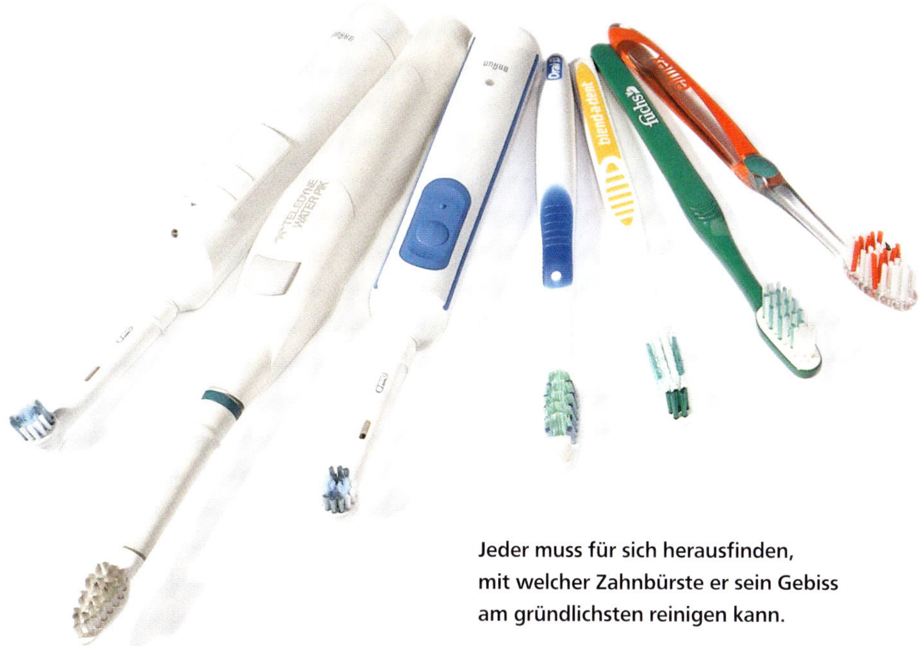

Jeder muss für sich herausfinden, mit welcher Zahnbürste er sein Gebiss am gründlichsten reinigen kann.

■ Die optimale Zahnpasta selbst gemacht

Das Angebot an Zahncremes und -gels ist überwältigend. Buntgestreift oder leuchtend blau signalisieren diese Zahnreiniger, dass sie nicht zum Essen sind, sondern ein appetitliches Mundpflegemittel. Doch leider enthalten die meisten der bunt daherkommenden Zahnpasten immer noch eine Chemikalie, die schon seit vielen Jahren in Verruf geraten ist. Die Rede ist von Natriumlaurylsulfat (engl. Sodium Lauryl Sulfate), ein äußerst aggressives Tensid, ein Stoff, auf den wir bereits bei den Recherchen zu unserem Buch „Rund ums Haar" gestoßen sind. Früher wurde es nämlich in Shampoos, sogar in denen für Babys, häufig verwendet, weil es gut schäumt. Da Natriumlaurylsulfat die gewaschene Haut jedoch sehr stark entfettet, ist es aus den meisten Shampoos heute verschwunden. Umso erstaunlicher ist es, dass nahezu alle Zahnpasten dieses Tensid immer noch – wenn auch nur in geringer Konzentration – enthalten. Die empfindlichen Schleimhäute in unserem Mund sind noch nicht einmal durch eine Hornhauthülle geschützt, wie dies bei der Kopfhaut der Fall ist.

Natriumlaurylsulfat steht sogar in Verdacht, den Proteinabbau im Zahnfleisch anzuregen und so eine echte Parodontose auszulösen. Der Grund, warum dieser Stoff nach wie vor verwendet wird, ist sicher zum einen der billige Preis, zum anderen aber auch die gut schäumende Wirkung – nach dem Motto: Viel hilft auch viel.

Da die Inhaltsstoffe von Zahnpflegeprodukten ausgewiesen sein müssen, kann auf den jeweiligen Verpackungen nachgelesen werden, ob das Billigtensid enthalten ist oder nicht, doch leider gibt es bisher nur sehr wenige Zahnpasten ohne diesen Zusatz.

Wir haben bei unseren Gels und Zahnpasten auf den Zuckeremulgator Confonder gesetzt. Er bildet beim Putzen einen milden Schaum und erzeugt keinen Beigeschmack. Einen bitteren Geschmack haben hingegen Facetensid und Betain, die in gleicher Dosierung ebenfalls verwendet werden können. In jedem Fall sollte der zusätzliche Gebrauch von Zahnseide oder einer Mundddusche (siehe *Seite 29*) selbstverständlich sein.

Unsere Zahnpasta- und Zahngelrezepte sind auf verschiedene individuelle Bedürfnisse zugeschnitten. Sie lassen sich zudem geschmacklich variieren und enthalten selbstverständlich kein Natriumlaurylsulfat. Da sie allerdings auch kein Fluorid beinhalten, sollten Sie zweimal in der Woche die Zähne mit einem speziellen Fluoridgel (Elmex) putzen und außerdem fluoriertes Speisesalz verwenden.

Zahnpasta für gesunde Zähne

7 g	Sorbit
33 ml	Wasser
¾ Messl.	Xanthan
40 g	Calciumcarbonat
2 g	Confonder
1,5 g	Kieselsäurepulver
13 g	Glycerin
5 Tr.	Nelkenöl (*Syzygium aromaticum*)
5 Tr.	Eukalyptusöl (*Eucalyptus citriodora*)
5 Tr.	Pfefferminzöl (*Mentha x piperita*)
5 Tr.	Teebaumöl (*Melaleuca alternifolia*)

Sorbit in Wasser lösen und Xanthan in winzigen Portionen auf die Oberfläche der Lösung streuen und zu einem Gel verarbeiten. Falls das Calciumcarbonat einen grobkörnigen Eindruck macht, sollte es vorher ausgiebig im Mörser zerrieben werden. Calciumcarbonat, Confonder, Kieselsäurepulver und Glycerin nach und nach unterrühren. Zum Schluss ätherische Öle zugeben und die Zahnpasta in eine Tube füllen. Normal dosieren.

Confonder ist ein pflanzlicher Zuckeremulgator, chemisch gesehen handelt es sich um einen Ester aus Zucker und natürlichen Fettsäuren aus Palmkernfrüchten. Damit hat dieser Emulgator einen rein pflanzlichen Ursprung. Er eignet sich insbesondere für den Einsatz an empfindlicher Haut und Schleimhaut und ist als Lebensmittelzusatz zugelassen.

Zahnpasta für empfindliches Zahnfleisch

7 g	Sorbit
33 g	wässriger Rhabarberwurzelextrakt (*siehe Seite 31*)
¾ Messl.	Xanthan
40 g	Calciumcarbonat
2 g	Confonder
1,5 g	Kieselsäurepulver
13 g	Glycerin
5 Tr.	Zimtöl (*Cinnamomum aromaticum*)
20 Tr.	Vitamin-A-Fluid
20 Tr.	Meristemextrakt
20 Tr.	Kamillenextrakt

Sorbit in wässrigem Rhabarberwurzelextrakt lösen, Xanthan in winzigen Portionen auf die Oberfläche der Lösung streuen und zu

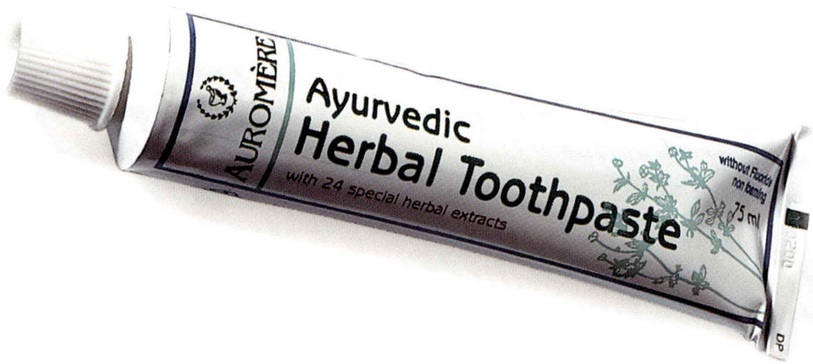

Eine Zahncreme muss keineswegs immer schäumen. Manche ayurvedischen Kräuterzahnpasten, die insbesondere das Zahnfleisch pflegen, enthalten überhaupt keine Tenside. Geputzt werden sollte mit solchen Zahncremes etwas länger, da sie nicht so leicht in die Zahnzwischenräume vordringen können.

einem Gel verarbeiten. Calciumcarbonat, Confonder, Kieselsäurepulver und Glycerin nach und nach unterrühren. Zum Schluss Zimtöl, Vitamin-A-Fluid, Meristem- und Kamillenextrakt zugeben. Zahnpasta in eine Tube füllen und normal dosieren.

Zahnpasten enthalten im Gegensatz zu einem Zahngel kleine Partikel, die quasi als „Scheuerpulver" Zahnbeläge und Verschmutzungen sehr effektiv von den Zähnen reiben. Gesunde Zähne werden durch diese Putzkörper nicht geschädigt, bei angegriffenen Zähnen oder freiliegenden Zahnhälsen können grobe Partikel jedoch auf Dauer zu Schäden führen. Deshalb empfehlen wir Zahnpasten mit Putzkörpern nur für gesunde Zähne, bei Zahnproblemen sollte statt dessen ein Gel verwendet werden.

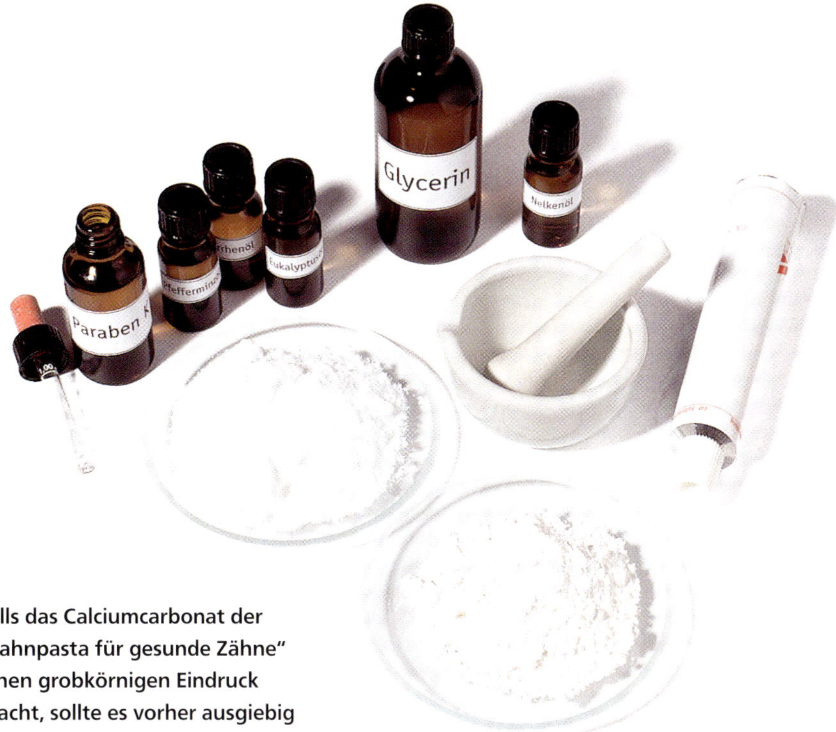

Falls das Calciumcarbonat der "Zahnpasta für gesunde Zähne" einen grobkörnigen Eindruck macht, sollte es vorher ausgiebig im Mörser zerrieben werden.

Zahnputzgel für angegriffene Zähne

1 TL	Niemrindenpulver
70 ml	Wasser
2 Messl.	Confonder
2 Tabl.	Lightsüß HT
1 Messl.	Xanthan
2 Messl.	Glycerin
3 Tr.	Teebaumöl (*Melaleuca alternifolia*)
5 Tr.	Krauseminzeöl (*Mentha spicata*)

Niemrindenpulver mit kochendem Wasser übergießen, 5–10 Minuten stehen lassen und durch einen Kaffeefilter gießen. Confonder bei ca. 60 °C zusetzen und Lightsüß in die abgekühlte Lösung geben. Dann Xanthan vorsichtig in Anteilen auf die Oberfläche der nun gänzlich abgekühlten Lösung aufstreuen und zu einem glitschigen Gel rühren. Zum Schluss Glycerin und die ätherischen Öle zugeben.
Dieses milde Zahngel stärkt das Zahnfleisch durch die Niemrinde. Teebaumöl wirkt entzündungshemmend und desinfizierend, Krauseminzeöl sorgt für einen frischen Atem. Die zunächst unerwartete und etwas gewöhnungsbedürftige braune Farbe des Zahngels ist durch das Niemrindenpulver bedingt.

Kinderzahnpasta

15 g	Sorbit
1 Tabl.	Lightsüß HT
33 g	Wasser
½ Messl.	Xanthan
40 g	Calciumcarbonat
1 TL	Natron
2 Messl.	Confonder
15 g	Glycerin
1 Messl.	Kamillenextrakt
2 ml	Kalweg
2 Tr.	Zimtöl (*Cinnamomum aromaticum*)
5 Tr.	Mandarinenöl (*Citrus reticulata*)

Sorbit und Lightsüß in Wasser lösen, Xanthan in winzigen Portionen auf die Oberfläche der Lösung streuen und zu einem Gel verarbeiten. Calciumcarbonat, Natron, Confonder und Glycerin nach und nach zugeben. Zum Schluss Kamillenextrakt, Kalweg (50 % wässrige Zitronensäurelösung), Zimt- und Mandarinenöl zugeben. Zahnpasta in eine Tube füllen, normal dosieren. Die Zahnpasta schmeckt durch die Zimt-Mandarinen-Kombination besonders fruchtig, fast schon weihnachtlich und wird von Kindern deshalb gerne verwendet.

Das folgende Zahnputzpulver ist eine Alternative zur Zahnpasta. Bei der Verwendung ruft es ein angenehmes Gefühl im Mund hervor. Allerdings ist die Putzwirkung aufgrund fehlender Tenside nicht ganz so stark. Deshalb Zähne besonders gründlich putzen und auf jeden Fall Zahnseide, Interdentalbürste oder Mundduschen (siehe *Seite 29*) verwenden. Da unser Zahnputzpulver kein Fluorid enthält, empfiehlt sich auch hier, zweimal wöchentlich ein Fluoridgel zu verwenden.

Zahnputzpulver HT

1 TL	Massagemischung nach Wahl (siehe *Seite 57*)
1 TL	Calciumcarbonat
3 TL	Natron
1 TL	kristalline Zitronensäure
3 Tr.	Krauseminzeöl (*Mentha spicata*)

Pulverbestandteile miteinander mischen und in einem Mörser sehr fein verreiben. Krauseminzeöl auftropfen und verteilen. Pulver in eine Vorratsdose füllen. Zum Zähne putzen einen viertel bis einen halben Teelöffel Pulver auf den nassen Zahnbürstenkopf streuen und Zähne putzen.

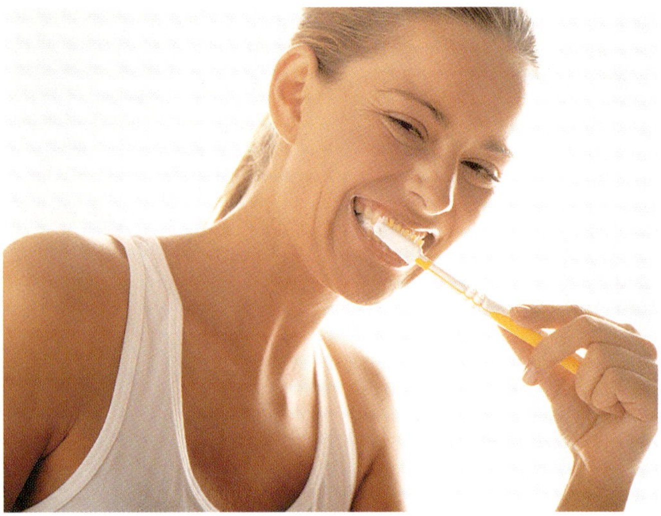

Man sollte die Zähne mindestens abends und morgens putzen, am besten nach jeder Mahlzeit.

Von Mundduschen, Zahnseide & Co.

Doch auch das beste Zähne putzen verhindert nicht, dass einige Speisereste in den Zahnzwischenräumen oder auch unter Prothesen verbleiben. Diese lassen sich relativ gut mit dem lauwarmen oder kalten Wasserstrahl einer Munddusche herausspülen. Der Sprühstrahl darf allerdings nicht senkrecht in Zahnfleischtaschen gehalten werden, da das Zahnfleisch damit zusätzlich gereizt würde. Dem Spülwasser lässt sich ein Spritzer Mundwasser zusetzen, beachten Sie hierzu jedoch die möglichen Unverträglichkeiten mit Kunststoffmaterialien (siehe *Seite 29*).
Übrigens sind nicht alle Geräte zu empfehlen, oft werden sie kombiniert mit elektrischen Zahnbürsten angeboten. Das ist bei möglichen Reisen sehr unpraktisch, da hier die elektrische Zahnbürste alleine durchaus mitgenommen werden kann.

Verschmutzungen der Zahnzwischenräume lassen sich sehr gut mit Zahnseide entfernen, dies ist auf Reisen besonders bequem. Die Zahnseide darf auch mit Mundwasser (siehe *Seite 28*) oder unserer Mund- und Zahntinktur (siehe *Seite 54*) getränkt werden.
Das so genannte Fädeln will allerdings gelernt sein. Die Zahnseide muss in jedem Fall vorsichtig zwischen die Zähne geführt werden, da sonst das Zahnfleisch durch den Faden verletzt werden kann. Zu Beginn des Fädelns kann es dennoch vermehrt zu Zahnfleischbluten kommen, da es zunächst empfindlich reagiert. Bald tritt jedoch die erwünschte Kräftigung ein und die Blutungen hören auf. Pro Zahnzwischenraum wird jeweils ein frisches Stück Zahnseide verwendet.

Alternativ hilft auch ein so genanntes Interdentalbürstchen, mit dem zwischen den Zähnen geputzt werden soll. Der neueste Schrei auf diesem Gebiet kommt aus den USA und ist ein elektrischer Zahnstocher. Dieser hat einen kleinen auswechselbaren Plastikstift, der mit einer Frequenz von bis zu 10 000 Schwingungen pro Minute vibriert. Diese technische Spielerei kostet ca. 100 DM.

Die professionelle Zahnreinigung

Um Zahnstein und Beläge wirklich gründlich zu entfernen, empfiehlt sich zusätzlich eine professionelle Zahnreinigung. Diese Methode kommt ebenfalls aus den USA, ist jedoch sehr zu empfehlen und kann nur vom Zahnarzt vorgenommen werden. Dabei werden die Zähne – vergleichbar mit Sandstrahlarbeiten an Gebäuden – mit Natron gereinigt. Das Salz befindet sich dabei in einer Kartusche und wird mit Wasser unter Druck auf und zwischen die Zähne gesprüht. Danach blitzen und blinken diese und bieten Bakterien keinerlei Haftmöglichkeiten mehr. Die professionelle Zahnreinigung dient der Vorbeugung und wird aus diesem Grund leider nicht von den Krankenkassen erstattet.

Wie so oft im Bereich des Gesundheitswesens wird auch hier so lange gewartet, bis das Kind in den Brunnen gefallen ist, obwohl vorbeugende Maßnahmen – im Fall der professionellen Zahnreinigung sind es ca. 100 DM – in der Regel weitaus weniger kostenintensiv sind als die oft vierstelligen Reparaturmaßnahmen. Die Politiker zeigen in dieser Hinsicht noch immer keinen Weitblick.

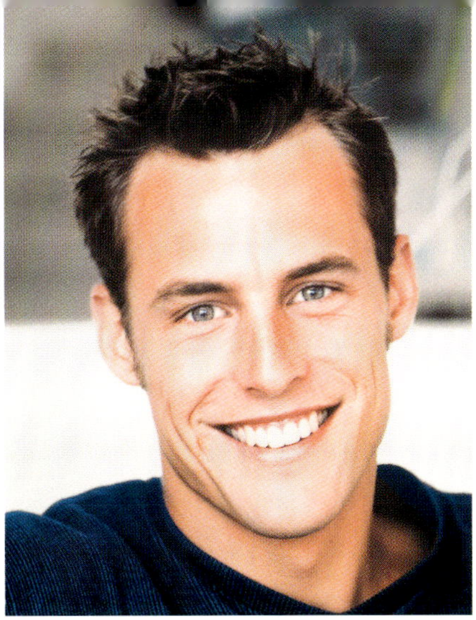

So schön strahlt das Lächeln nach einer professionellen Zahnreinigung.

Übrigens ist die professionelle Zahnreinigung keineswegs mit dem Zähnebleichen, dem so genannten Bleaching, zu verwechseln. Bei letzterem geht es nämlich ausschließlich um kosmetische Erfolge. Dabei werden aggressive Peroxide über Abdruckschienen auf den Zahn gebracht. Diese dringen in den Schmelz ein und bleichen ihn auf. Bisher gibt es bei ordnungsgemäßer Anwendung keine Berichte über Nebenwirkungen dieser Prozedur. Ob es dabei jedoch langfristig zu Zahnschäden kommen kann, wird erst die Zukunft zeigen. Eine ideale Methode ist das Bleichen jedoch für tote Zähne, die im Mund belassen werden können, denn diese verfärben sich mit der Zeit dunkel und müssen andernfalls überkront werden.
Zahnpasten, die strahlend weiße Zähne versprechen, enthalten übrigens kein Peroxid. Sie verändern deshalb nicht die Farbe des Zahns, sondern beseitigen lediglich mechanisch besonders effektiv Zahnbeläge. Bei gesunden Zähnen ist das völlig harmlos, bei vorgeschädigten Kronen oder freiliegenden Zahnhälsen können sich die Putzkörper gegebenenfalls negativ auswirken (siehe *Seite 45*).

WENN NUR NOCH DER ZAHNARZT HELFEN KANN

Manchmal hat die ganze Pflege nichts genützt, Karies tritt auf. Auch wenn der Zahnarzt noch so freundlich und aufmerksam ist, ein Besuch bei ihm macht wohl den wenigsten Menschen Spaß. Die Behandlung ist mindestens unangenehm und oft genug schmerzhaft. Dazu kommen verhasste Geräusche wie das Surren und Pfeifen des Bohrers oder, besonders drastisch, das Krachen und Knacken im eigenen Kopf bei der Zahnentfernung.
Typisch für die Kariesbehandlung ist das Bohrgeräusch, denn die faulige Zahnstelle muss aus dem restlichen gesunden Zahnanteil entfernt werden. Dabei wird der Zahnarzt zunächst mit dem „schnellen" Bohrer den großen Teil des Kariesherds entfernen, danach vorsichtig mit dem langsamen (Surrgeräusch) den Grenzbereich zwischen krankem und gesundem Zahn bearbeiten und genau darauf achten, dass auch nicht der

kleinste Teil gesunder Zahnsubstanz der Bohrspitze zum Opfer fällt.
Obwohl die Zahnmediziner seit Jahren nach einer Alternative zum Bohrer suchen, hat sich bisher kein Verfahren erfolgreich durchsetzen können. Versuche gibt es mit Laserstrahlen, Partikelstrahlen sowie ätzenden Flüssigkeiten, die nur den kranken Zahnbeinanteil entfernen. Zwar sind diese Prozeduren nahezu lautlos, aber die darauffolgende Wiederherstellung erfordert zur Zeit immer noch eine Nachbearbeitung mit einem rotierenden Instrument – sprich: Auf den Bohrer kann nicht vollständig verzichtet werden.
Das gebohrte Loch muss nun so repariert werden, dass der behandelte Zahn auch nach Jahren noch den entstehenden Druck beim Kauen aushält. Weiterhin muss die Füllung völlig dicht an den verbleibenden Zahn anschließen, da schon die kleinsten Spalten Einfalltore für neue Karies darstellen. Ideale Materialien füllen den Zahn also lückenlos ab und zeigen gleichzeitig große Materialhärte. Eine Plombe, die diese Eigenschaften erfüllt, kann zehn Jahre und länger halten.

Prinzipiell lässt sich das Loch im Zahn auf zwei Weisen stopfen: Entweder wird ein zunächst weitgehend flüssiges Material als Plombe in den Zahn gefüllt, oder der Füllkörper wird über einen Abdruck separat hergestellt. Ein solches Inlay wird dann in einer zweiten Sitzung beim Zahnarzt eingesetzt. Welches Material für die Reparatur am günstigsten ist, kann eigentlich nur der Zahnarzt beantworten, ein guter Dentist bespricht seinen Vorschlag jedoch ausführlich mit seinem Patienten. Als Faustregel gilt sicher, dass für kleinere Kárieslöcher Füllungen ausreichen, tiefe Zerstörungen werden dagegen oft nur mit einem Inlay bzw. einer Teilkrone zu reparieren sein.

Plomben – für kleine Löcher

Amalgam – bewährt und haltbar oder Gesundheitskiller mit Langzeitwirkung?

Früher gab es nur ein Material, das sich eigentlich für fast alle Reparaturen eignete: Amalgam, das seit ca. 200 Jahren verwendet wird. Zunächst handelte es sich um das so genannte Silberamalgam, das aus Feinspänen mexikanischer oder spanischer Silbermünzen hergestellt wurde und die Zähne schwarz verfärbte. Amalgam besteht heute aus feingespantem Silber, Zinn, Kupfer, Zink und aus flüssigem Quecksilber. Kurz bevor die Plombe eingesetzt wird, wird die Pulvermischung aus Silber, Zinn, Kupfer und Zink im flüssigen Quecksilber gelöst. Diese Masse wird in den frisch präparierten Zahn gefüllt und fest gestopft. Ein guter Zahnarzt wird übrigens noch eine so genannte Unterfüllung, z.B. aus Phosphatzement, machen, die dem Wärmeschutz dient. Während des Füllens muss der Zahn absolut trocken sein, andernfalls funktioniert das Verfahren nicht. Dies erklärt, warum während der Prozedur der Speichel abgesaugt und der entsprechende Zahn rundherum mit Watterollen abgedichtet wird. Zum Schluss poliert der Arzt die Oberfläche der Füllung, um ein Festsetzen von Belägen zu verhindern.
Ca. 90 % der Bevölkerung tragen heute Amalgamplomben, die Tendenz ist jedoch stark abnehmend, da Amalgam in den letzten Jahren zunehmend in Verruf geraten ist. Der Grund dafür ist das im Amalgam enthaltene Quecksilber, denn in kleinen Mengen beginnt es sogar schon bei Zimmertemperatur zu verdampfen. Solche Dämpfe können zu 80 % über die Atmung aufgenommen werden. Quecksilber kann außerdem im Speichel gelöst oder als Plombenabrieb fein verteilt in den Körper gelangen. Quecksilber wird in Leber, Gehirn und Niere gespeichert, in die Muttermilch abgegeben und kann zu chronischen und akuten Vergiftungen führen.

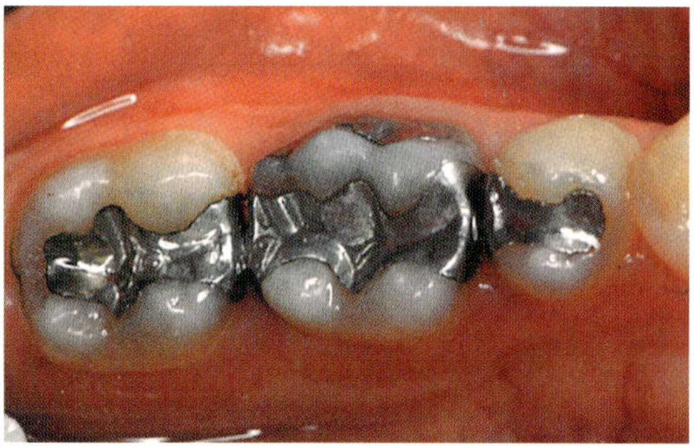

Amalgamplomben sind preisgünstig und haltbar, aber umstritten und sehen durch ihre dunkle Farbe nicht schön aus.

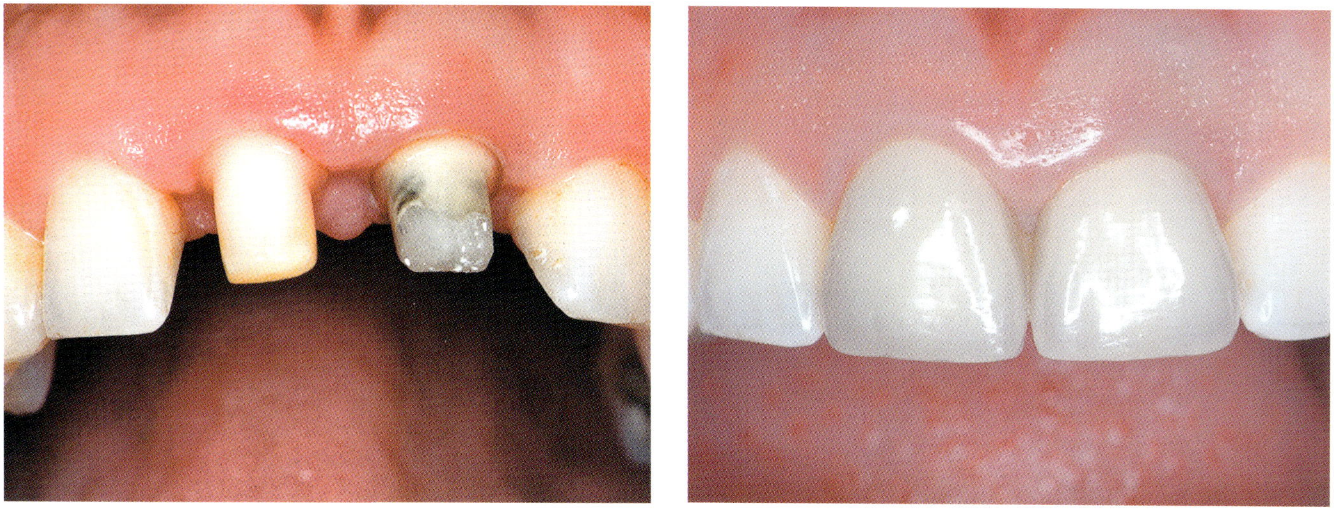

Mit Keramik kann man ein praktisch makelloses Gebiss zaubern. Links: Für Keramikkronen präparierte und beschliffene Zähne, rechts: das Ergebnis, die eingesetzten Keramikkronen.

Das klingt zunächst alarmierend, dennoch tragen Millionen Menschen diese „Zeitbomben" in ihrem Mund, ohne die geringsten Symptome zu zeigen. Wer bisher gut mit Amalgam gefahren ist, dürfte vermutlich auch in Zukunft keine Probleme entwickeln.

Allerdings scheint es eine Minderheit zu geben, die auf Amalgam besonders empfindlich reagiert: Appetitlosigkeit, Speichelfluss, Zahnfleischentzündung, Schwäche und verminderte Muskelkraft, rheumatische Probleme, Hör- und Sehstörungen, Gemütsschwankungen bis hin zur Blasenschwäche und Leber- sowie Nierenschäden können die Symptome der Betroffenen sein. Natürlich ist es schwierig, den Nachweis zu führen, dass es wirklich die Amalgamplomben sind, die diese Symptome verursachen. Wissenschaftlich belegt ist dieser Zusammenhang bisher nämlich nicht, was aber gleichzeitig auch nicht bedeutet, dass Amalgam dafür nicht verantwortlich gemacht werden kann.

Viele Zahnärzte verzichten deshalb heute darauf, Amalgamfüllungen einzusetzen. Das Problem ist, dass die Alternativen zu diesem Material meist sehr teuer und oft nicht einmal so haltbar (siehe *Seite 50*) sind. An dieser Stelle sei übrigens dringend davon abgeraten, bei körperlichem Wohlbefinden sämtliche Plomben in einem „Zug" nur wegen des Amalgams austauschen zu lassen. Mancher geschäftstüchtige Zahnarzt wird mit einem solchen Vorschlag an seine verunsicherten Patienten herantreten. Neben der Prozedur und der völlig überflüssigen Entfernung von intakten Plomben kommt es durch die Eingriffe nun mit Sicherheit zu einer Quecksilberbelastung. Beim Herausbohren wird nämlich besonders viel Quecksilber freigesetzt. Eine relativ seltene Komplikation ist die Quecksilberallergie. Hier muss tatsächlich in jedem Fall auf das Füllmaterial verzichtet werden, weil andernfalls unangenehme Haut- und Schleimhautreaktionen eintreten. Amalgam sollte nicht mit anderen Metallen wie Gold im Mund kombiniert werden, da zwischen den Metallen nun ein schwacher Strom fließt. Dieser kann sich als metallener Geschmack bemerkbar machen.

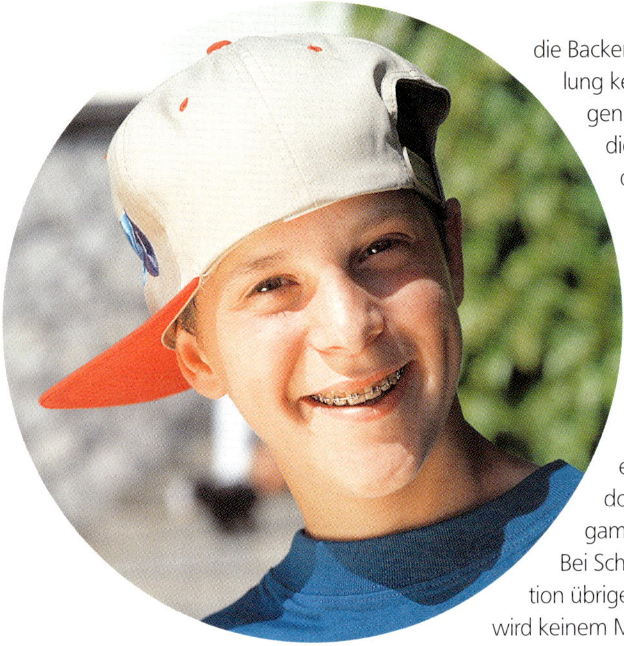

Eine Zahnspange gehört heute zu fast jedem Teenie und ist daher kein Anlass zu Hänseleien.

Kunststoff – die preisgünstige und schöne Alternative

Schon allein aus ästhetischen Gründen werden viele Menschen Kunststoffplomben bevorzugen. Dazu kommt natürlich, dass diese garantiert quecksilberfrei sind. Leider können solche Füllungen aber keineswegs an allen Zähnen verwendet werden. Sie eignen sich nur bedingt bei günstiger Statik für die Backenzähne, sprich wenn die Füllung keine komplizierten Belastungen ausgleichen muss. Löcher, die sich an den seitlichen Wänden der Zähne befinden, kann man z.B. oft mit Kunststoff behandeln.

Da Kunststoffplomben oftmals nicht sicher zwei Jahre halten, übernehmen die öffentlichen Krankenkassen die Kosten für diesen Ersatz nicht. Der Patient muss also entweder privat zuzahlen oder doch auf das ungeliebte Amalgam ausweichen.

Bei Schneidezähnen sieht die Situation übrigens etwas anders aus. Dort wird keinem Menschen zugemutet, mit einer schwarzen Füllung herumzulaufen. Hier verwenden die Zahnärzte eine für diese Beanspruchung besonders gut geeignete Kunststoff-Keramik-Mischung, die farblich sehr gut an den Zahn angepasst werden kann und zudem von den Krankenkassen voll erstattet wird.

Die Alternative: Inlays

Goldinlays – haltbar, bewährt und teuer

Eine haltbare, aber auch teure Alternative für größere Zahndefekte ist das Inlay. Dabei wird der Zahn in zwei „Sitzungen" repariert: Beim erstenmal wird die Karies weggebohrt und ein Abdruck vom Zahn genommen. Nach dem Abdruck wird ein Kiefermodell hergestellt, darauf eine Wachsform modelliert und dann in Gold gegossen. In einer zweiten Sitzung wird das Inlay nun nahtlos in den Zahn eingepasst. Goldinlays zeigen mit über zehn Jahren die höchste Haltbarkeit und sind vom Material her gesundheitlich völlig unbedenklich – vorausgesetzt, sie werden nicht mit Amalgamplomben kombiniert (siehe *Seite 49*).

Keramikinlays – kleine Kunstwerke im Mund

Davon hat wohl fast jeder schon einmal geträumt: Alle Zähne sehen aus wie Perlen, so makellos, wie sie einst von unserem Körper geschaffen wurden. Dieser Traum kann auch mit der besten Zahnhygiene in der Regel nicht erreicht werden, denn irgendwann schlägt dann doch die Karies zu. Keramikinlays erwecken allerdings den Eindruck, als sei dieser Traum tatsächlich Wirklichkeit geworden. Sie entsprechen in Farbe und Form dem ursprünglichen Zahn und sind nicht mehr als Fremdkörper zu erkennen. Da das Keramikmaterial gebrannt werden muss, können darin haarfeine Risse entstehen, die zum frühzeitigen Zerbrechen des Inlays führen. Ein guter Zahnarzt wird deshalb auf sein Inlay ein Jahr Garantie einräumen. Aber auch ohne Haarrisse zeigt das Keramikinlay nicht die gleiche Haltbarkeit wie Gold. Das Inlay ist hart und spröde, während Gold in geringem Maße nachgibt und biegbar ist. Keramikinlays sind deshalb weniger haltbar als die goldene Konkurrenz und zudem teurer. Natürlich zahlt auch hier die Krankenkasse lediglich den Anteil an der Zahnreparatur, den eine Amalgamplombe gekostet hätte, den Rest, ca. 800 DM pro Inlay, muss der Patient zahlen. Doch unter kosmetischen Gesichtspunkten ist das Keramikinlay nahezu perfekt.

Doch nicht nur, wenn Karies eingetreten ist, muss der Zahnarzt helfen, sondern auch bei Fehlstellungen der Zähne oder dem unangenehmen Knirschen, das vor allem nachts im Schlaf auftritt. Hier können Zahnspangen bzw. Beißschienen die Zähne richten oder das Knirschen verhindern.

Zahnspangen – Folterwerkzeuge für den guten Zweck

Zahnspangen werden gern als rein kosmetisches Instrument dargestellt, dabei sind die geraden Zahnreihen eher als Belohnung für die Tortur, die der einzelne auf sich nehmen muss, zu sehen. Denn: Fehlstellungen der Zähne führen zu Karies, Parodontose und Kiefergelenkschäden, weil verschachtelte, also übereinander geschobene Zähne nicht ausreichend gereinigt werden können und so Karies entsteht. Leider kann der Zahnarzt diese Karies aber auch kaum behandeln, da er mit seinem Bohrer die kritischen Stellen schlecht oder sogar gar nicht erreichen kann. Durch die räumliche Enge zwischen den Zahnwurzeln entsteht zudem eine unzugängliche Nische, die Infektionen begünstigt, blutet und zu einer Lockerung der Zähne führt. Die Fehlstellung der Zähne verursacht weiterhin in manchen Fällen aber auch einen Fehlbiss, der zu Kiefergelenkschäden mit starken Schmerzen führen kann. Dies sind die schwerwiegenden medizinischen Gründe, die eine Korrektur des Kiefers notwendig machen.

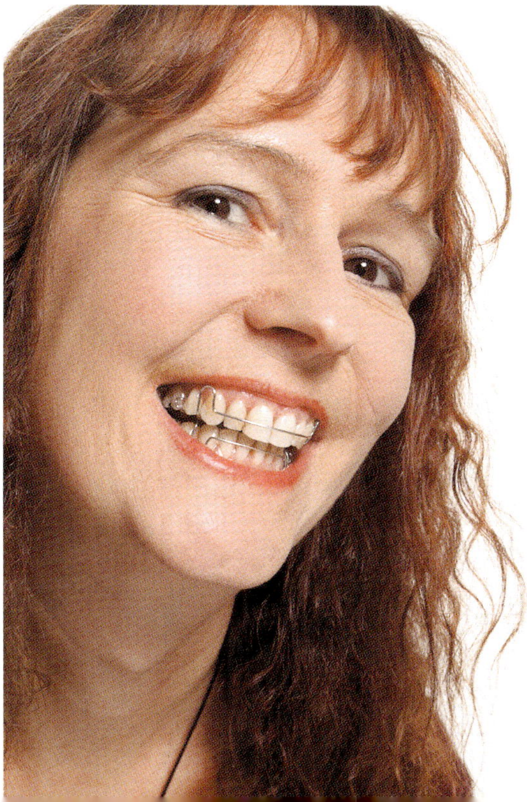

Vielleicht macht sie mich ja wenigstens jünger?

Heutzutage trägt nahezu jedes Kind zumindest kurzfristig eine Zahnspange. Im jungen Kiefer können die Zähne ohne große Probleme bewegt werden. Da die Kinder sich im entsprechenden Alter im Kreis ihrer Leidensgenossen sehen, wird der „Mundschmuck" als Selbstverständlichkeit empfunden und gibt keinen Anlass zu Hänseleien. Bei einer losen Apparatur, die zum Essen herausgenommen werden muss, kommt es zu starken Sprechproblemen, es schmatzt und zischt unter Umständen ganz gewaltig. Festsitzende Brackets dagegen werden mit zahnschonendem Klebstoff regelrecht auf die Zähne zementiert und bleiben mindestens ein Jahr im Mund. Ihr Vorteil besteht darin, dass sie kaum Sprechprobleme verursachen und zudem die Behandlung erheblich beschleunigen. Nachteil ist, dass hier noch mehr Sorgfalt auf die Mundhygiene gelegt werden muss. Nach jeder Mahlzeit, auch wenn es sich dabei nur um ein Bonbon handelt, müssen die Zähne sorgfältig geputzt werden.
Da die Brackets wirklich zu keinem Anlass entfernt werden können, habe ich, Ellen Norten, mich letztendlich für eine lose Apparatur entschieden. Aber auch diese herausnehmbaren Zahnspangen bedürfen der Pflege: Sie werden mit klarem Wasser abgespült und morgens und abends gründlich mit der Zahnbürste unter Verwendung von Zahnpasta geputzt. Unterstützend können sie hin und wieder mit unserem „Reinigungspulver für die Dritten" (siehe *Seite 53*) behandelt werden, danach gut abspülen.

Zahnspange – nicht nur für Teenies

Für die kieferorthopädische Behandlung gibt es keine Altersgrenzen, allerdings benötigt die Zahnverschiebung im ausgewachsenen Kiefer mehr Zeit. Leider erstattet die Krankenkasse die Zahnkorrektur bei Menschen, die über 18 Jahre alt sind, nicht mehr. Obwohl es sich in meinem Fall sogar um einen Rückfall, eine so genannte Rezidive, handelt, muss ich die gesamte Behandlung selber bezahlen. Die Kosten sind mit ca. 4000 DM erheblich. Allerdings liegen sie immer noch unter den sonst vermutlich entstehenden Kosten für Zahnersatz. Wir können hier nur noch einmal unsere Kritik an der bestehenden Gesundheitspolitik wiederholen und Sie dazu ermuntern, bei Ihren Kindern rechtzeitig auf Zahnprobleme zu achten. Auch ein Rückfall kündigt sich relativ früh dadurch an, dass die Zähne anfangen zu schachteln, sprich sie schieben sich leicht übereinander. Bei den ersten Anzeichen kann das Problem noch relativ schnell behoben werden, lediglich nachts wird dann eine lose Kieferplatte eingelegt, die dafür sorgt, dass die Zähne nun auf Position bleiben.

Schienen gegen knirschende Zähne und Kiefergelenkprobleme

Zähneknirschen ist nicht nur eine Kuriosität, sondern für die Zähne auch außerordentlich gefährlich. Während des Schlafs drücken und schieben sich die Zähne unkontrolliert übereinander. Ganze Stücke des Zahnschmelzes können dabei abbrechen, im schlimmsten Fall bersten die Zähne. So weit muss es jedoch nicht kommen. Mit einer einfachen Beißschiene, die nachts auf die Zähne des Ober- oder Unterkiefers gelegt wird, lässt sich das Übel unterdrücken. Oft sind es Prüfungssituationen oder andere stressreiche Zeiten, die die nächtlichen Bewegungen hervorrufen. Nach einigen Wochen oder Monaten kann deshalb oft auf die Schiene verzichtet werden, da sich die Kiefermuskulatur wieder entspannt.

Beißschienen helfen auch bei Kiefergelenkproblemen. Diese kündigen sich häufig durch Knacken im Gelenk an und können langfristig zu starken Schmerzen, insbesondere beim Essen, führen. Auch ich, Jean Pütz, habe in den letzten Jahren zunehmend Ärger mit meinen Kiefergelenken bekommen. Solche Malaisen entstehen u.a. durch Fehlbelastungen im Kiefer und werden leider im fortgeschrittenen Alter immer häufiger. Mit der Schiene wurde nun mein Biss so verändert, dass das Kiefergelenk nicht mehr fehlbelastet wird. Schon nach kurzer Zeit haben sich meine Symptome völlig gelegt.

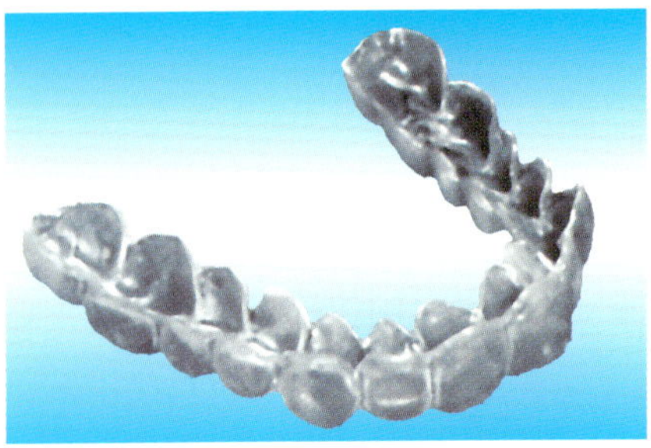

Mit einer solchen Beißschiene kann man knirschende Zähne und Probleme mit dem Kiefergelenk in den Griff bekommen.

WENN AUCH DIE ZWEITEN ZÄHNE GEHEN ...

Brücke oder Implantat

Trotz aller vorsorgenden Maßnahmen kann es früher oder später doch zum Zahnverlust kommen. Dabei sollte die Lücke, nachdem die Wunde abgeheilt ist, so schnell wie möglich wieder geschlossen werden (siehe *Seite 35 f.*). Um ein bis zwei Zähne zu ersetzen, wird sich der Zahnarzt in der Regel für eine Brücke entscheiden. Dazu müssen die benachbarten Zähne als Brückenfeiler präpariert und zu einem Stumpf zurechtgefeilt werden. Auf diesem werden dann Kronen, an die der zu ersetzende Zahn montiert ist, aufgesetzt. Brücken sind festsitzende Elemente, die auch nachts im Mund verbleiben. Sie sollten in jedem Fall zusätzlich mit einer Munddusche gesäubert werden.

Statt einer Brücke lässt sich auch ein Kunstzahn in den Kiefer implantieren. Der Vorteil eines solchen Implantats besteht darin, dass hier keine benachbarten Zähne in Mitleidenschaft gezogen werden und der Kunstzahn kaum von einem echten zu unterscheiden ist. Nachteilig sind die hohen Kosten, die bis zu 3000 DM betragen können. Voraussetzung für eine solche Behandlung ist zudem ein ausreichender Kieferknochen. Bei fortgeschrittener Parodontose oder bei einem schon lange zurückliegenden Zahnverlust hat sich der Kieferknochen oft so weit zurückgebildet, dass er nicht mehr genügend Halt bietet. Zahnarzt, Kieferchirurg oder Kieferorthopäde werden in jedem individuellen Fall entscheiden, ob ein Implantat geeignet ist.

Die „Dritten" und ihre Probleme

Wenn jedoch bereits zu viele Zähne fehlen, wird der Patient nicht um eine herausnehmbare Prothese oder Teilprothese herumkommen. Solche künstlichen Gebisse müssen regelmäßig getragen werden, da sie andernfalls nicht mehr einwandfrei passen. Gereinigt werden sie zunächst durch normales Zähne putzen, über Nacht lassen sie sich in einem Glas mit Wasser oder Zahnreinigungsmittel aufbewahren. Druckstellen, die durch solche Prothesen hervorgerufen werden können, lassen sich mit unseren Mundgelen (siehe *Seite 30*) behandeln.

Gleichzeitig muss natürlich der Zahnarzt die Ursache der Druckstelle an der Prothese beseitigen.

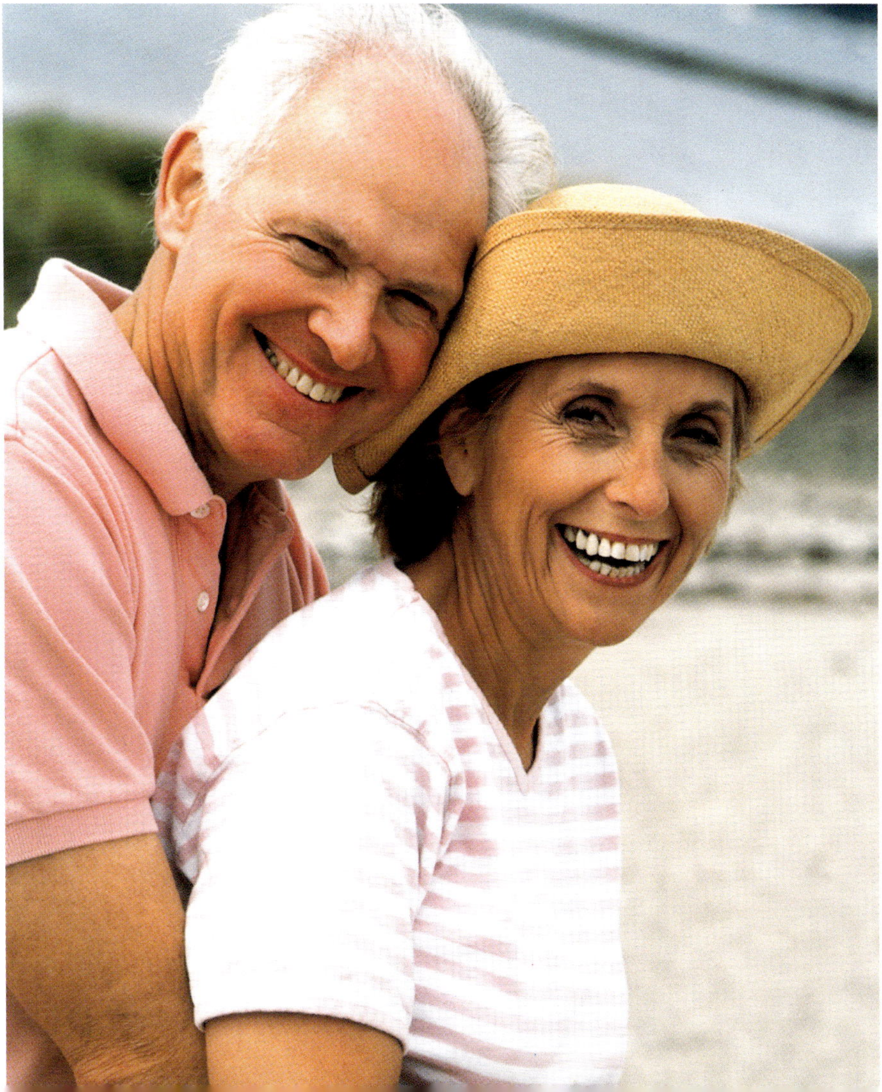

Reinigungspulver für die Dritten

30 g	Natron
10 g	kristalline Zitronensäure
evtl. ½ TL	Natriumperborat
1 Messl.	Confonder

Bestandteile miteinander vermischen und in ein gut schließendes Vorratsgefäß, am besten ein Gläschen mit Twist-off Deckel, füllen. Ein Teelöffel Pulver in ein Glas warmes Wasser geben, dann Prothese so in das Glas legen, dass diese völlig mit Flüssigkeit bedeckt ist. Mindestens ¼ Stunde oder auch über Nacht im Reinigungsbad belassen, danach mit fließendem Wasser gut abspülen. Die Reinigungskraft des Pulvers wird durch Natriumperborat (über Apotheken erhältlich) unterstützt, da dieses Sauerstoff freisetzt. Allerdings ist dieser Stoff schwach giftig, darf deshalb nicht innerlich angewendet werden und muss besonders gründlich abgespült werden. Eine Alternative besteht darin, die Prothese in 3 % Wasserstoffperoxydlösung (Apotheke) zu reinigen.

Tipp: Das Reinigungspulver kann auch für Zahnspangen verwendet werden.

Noch im Alter kann man mit allen Zähnen lächeln – auch wenn es sich dabei nicht unbedingt immer um die echten handelt.

DAS GESUNDE ZAHNFLEISCH

Bisher standen bei unseren Betrachtungen die Zähne im Vordergrund, doch oft ist Zahnverlust auf Parodontose, den Rückgang des Zahnfleischs, zurückzuführen. Schon in der Altersgruppe der 35 – 40-Jährigen ist dies sogar der häufigste Grund für einen Zahnverlust. Allein diese Tatsache zeigt, wie wichtig das Zahnfleisch für einen gesunden Mund ist.
Gesundes Zahnfleisch ist zart rosig, bedeckt die Zahnhälse bis zu der Stelle, an der der Zahnschmelz beginnt, und blutet bei normaler Beanspruchung nicht.

Gründe für eine Zahnfleischentzündung

Es gibt verschiedene Gründe, die zu einer Zahnfleischentzündung führen können: schlecht sitzende Prothesen oder Zahnspangen, Parodontose (siehe *Seite 55*), kleine Verletzungen und Infekte. Letztere können insbesondere durch nicht einwandfreies Trinkwasser verursacht werden. In Deutschland und anderen westeuropäischen Ländern besteht hier auf keinen Fall eine Gefahr, andernfalls würden wir die Herstellung von Sprudelwasser aus Leitungswasser mit so genannten Sodaautomaten, die mittlerweile auf unser Anraten hin in fast jedem Haushalt stehen, auch nicht empfehlen. In China, in manchen Teilen Russlands und Polens sieht die Situation jedoch anders aus. Auch zum Zähne putzen sollte dort auf Leitungswasser verzichtet werden, dieses ist ausschließlich zum Waschen geeignet. Für die Mundhygiene nehmen die Menschen frisch abgekochtes Wasser oder solches, das in versiegelten Flaschen als Trinkwasser verkauft wird; dies stellen manche Hotels auch für ihre Gäste im Badezimmer auf.
Vor einer Reise in fremde Länder sollte man sich also nach Möglichkeit über die Trinkwasserqualität informieren, denn auf diese Weise kann so mancher Zahnfleischentzündung vorgebeugt werden.

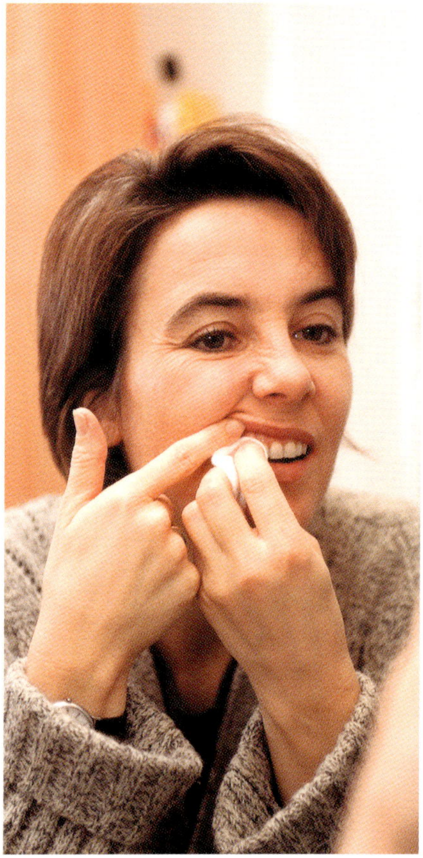

Bei Problemen mit dem Zahnfleisch hilft unsere Mund- und Zahntinktur, die auch mit einem Wattepad aufgetupft werden kann.

Tipps gegen Entzündungen

Sollte es bereits zu Problemen gekommen sein, hilft unsere Mund- und Zahntinktur.

Mund- und Zahntinktur gegen Zahnfleischentzündungen

1 ml	Nelkenöl (*Eugenia caryophyllata*)
1 ml	Kümmelöl (*Carum carvi*)
1 ml	Pfefferminzöl (*Mentha x piperita*)
1 ml	Römisches Kamillenöl (*Anthemis nobilis*)
1 ml	Eukalyptusöl (*Eucalyptus radiata*)
3 ml	Myrrhentinktur
2 ml	Niemrindentinktur (siehe *Seite 28*)

Bestandteile miteinander mischen und in eine dunkle Flasche füllen. Es empfiehlt sich ein Tropfverschluss. Betroffene Stellen einfach mit einem getränkten Wattestäbchen oder dem mit der Tinktur befeuchteten sauberen Finger betupfen. Auch Zahnseide kann vor der Verwendung damit benetzt werden.
Nelkenöl mindert den Schmerz, die übrigen ätherischen Öle desinfizieren und sorgen gemeinsam mit der Niemrindentinktur und der Myrrhentinktur für einen raschen Rückgang der Entzündung. Myrrhentinktur ist ein alkoholischer Extrakt der Pflanze *Commiphora molmol,* der entzündungshemmend und antiviral wirkt.
Myrrhentinktur hat eine lange Tradition in der Mundheilkunde, ist u. a. über Apotheken erhältlich und kann auch alleine und unverdünnt auf kleine Malaisen im Mund getupft werden. *Eucalyptus radiata* ist ein

besonders mildes Eukalyptusöl, das einen günstigen Einfluss auf die Atemwege hat.

Parodontose – nackte Zahnhälse schlagen Alarm

Parodontose ist eine schleichende Erkrankung, die zum vollständigen Verlust der Zähne führen kann. Tatsächlich gibt es eine seltene Veranlagung für dieses Phänomen, die sich mittlerweile sogar mit einem genetischen Test nachweisen lässt. In solchen Fällen werden auch pflegende Maßnahmen und eine gute zahnärztliche Versorgung langfristig scheitern. Doch in nahezu allen anderen Fällen ist eine gute Mundhygiene und gegebenenfalls eine zahnärztliche oder kieferorthopädische Behandlung Erfolg versprechend. Übrigens handelt es sich in diesen Fällen im eigentlichen Sinn meist gar nicht um eine Parodontose, sondern um eine so genannte Parodontitis, um eine Entzündung des Zahnfleischsaums, der aber im Endeffekt zum gleichen Ergebnis wie die Parodontose führt. Aus diesem Grund hat sich wohl auch für dieses Phänomen der eigentlich falsche Begriff Parodontose eingebürgert.
Es ist ganz wichtig, Zahnfleischentzündungen zu vermeiden oder – wenn sie bereits da sind – sehr effektiv zu bekämpfen.

Maßnahmen gegen Parodontose

Zunächst gilt es, das Zahnfleisch zu stärken. Die wichtigste Vorbeugung gegen Parodontose bzw. Parodontitis ist natürlich eine einwandfreie Mundhygiene. Nach dem gründlichen Zähneputzen sollte der Mund mit lauwarmer Mundwasserlösung gespült werden. Das sorgt nicht nur für gesundes Zahnfleisch und Schleimhäute, sondern beugt auch Mundgeruch vor. Für letzteres ist es wichtig, dass auch der Rachen gespült wird, auf das Gurgeln sollten Sie also nicht verzichten. Wir haben bereits eine Reihe von Rezepten für Mundwässer präsentiert (siehe *Seite 28*).
Bei fortgeschrittener Parodontitis kann der Zahnarzt mit dem Skalpell oder einem Laser die Schleimhauttaschen verkleinern.
Ergänzend muss auch hier der Biss kontrolliert und gegebenenfalls mit einer Schiene entkrampft werden, da sich Fehlbelastungen auch als Zahnfleischschäden bemerkbar machen können. Parodontitis ist keineswegs ein Schicksalsschlag, sie ist mit den beschriebenen Maßnahmen heilbar. Dies ist umso wichtiger, da sie nach neuesten Untersuchungen deutscher und amerikanischer Wissenschaftler zu Gefäßverengungen führt, in deren Folge es sogar zum Herzinfarkt und Hirnschlag kommen kann.

Seit einigen Jahren finden sich in den Regalen der Supermärkte neben Mundwässern auch noch so genannte Mundspüllösungen, bunte Flüssigkeiten in riesigen Flaschen. Anders als bei Mundwässern, die ja als Konzentrat angeboten werden und noch verdünnt werden müssen, sind diese Lösungen gebrauchsfertig. Das hat mehrere Nachteile: Sie sind aufwändiger zu transportieren und nehmen sowohl in den Supermärkten als auch im heimischen Badezimmer viel Platz weg. Da sie stark verdünnt sind, neigen sie zum Verderben und müssen deshalb z. T. stark konserviert werden.
Wir halten diese Produkte für weitgehend überflüssig. Dennoch haben wir für die Menschen, die gern eine gebrauchsfertige Lösung vorrätig halten wollen, einige Rezepte entwickelt.

Mundspüllösungen ohne Konservierungsstoffe

Der Vorteil beim Selbermachen besteht darin, dass auch kleinere Vorratsmengen hergestellt werden können, die man dann nicht zu konservieren braucht. Gerade im Mundbereich können nämlich besonders leicht allergische Reaktionen auf Konservierungsmittel entstehen.

Mundspüllösung „Grün“ für frischen Atem

100 ml	grüner Tee
2 Tabl.	Lightsüß HT
3 Tr.	Krauseminzeöl (*Mentha spicata*)
1 Tr.	Wintergrünöl (*Gaultheria procumbens*)
5 Tr.	Betain

Im frisch zubereiteten und abgekühlten grünen Tee Lightsüßtabletten lösen. Die ätherischen Öle mit dem Betain vermischen und dem Tee zugeben. Für die Anwendung werden ein bis zwei Esslöffel Mundspüllösung verwendet. Die Lösung sollte nach dem Spülen ausgespuckt werden.
Diese Mundspüllösung ist unkonserviert ca. 1 Woche haltbar. Grüner Tee wirkt leicht zusammenziehend auf die Mundschleimhaut, die ätherischen Öle sorgen für frischen Atem.

Wer aus den auf *Seite 19* genannten Gründen lieber auf das sehr angenehme Wintergrünaroma verzichten will, kann statt dessen Salbeiöl (*Salvia officinalis*) oder für einen besonders guten Geschmack Zimtöl (*Cinnamomum aromaticum*) verwenden.

Den angefeuchteten Zahnbürstenkopf oder den Finger in die Massagemischung drücken und damit das Zahnfleisch massieren.

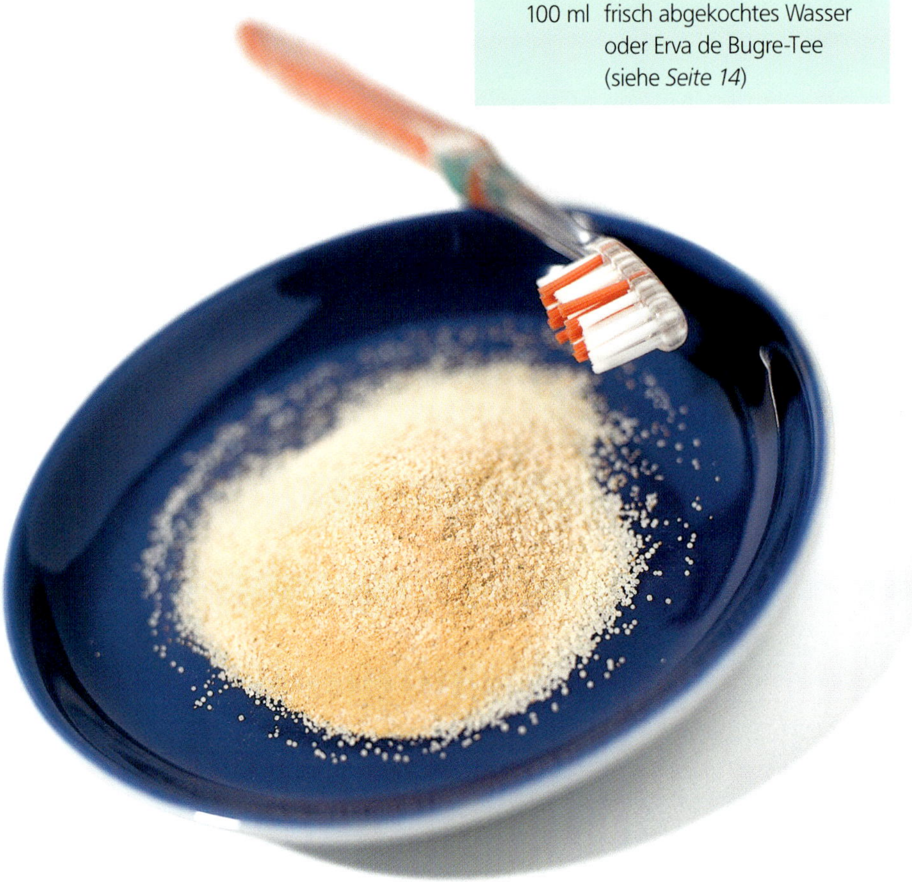

Mundspüllösung mit Niem gegen Entzündungen und kleine Infekte

10 Tr.	Teebaumöl (*Melaleuca alternifolia*)
10 Tr.	Lavendelöl (*Lavandula angustifolia*)
10 Tr.	Salbeiöl (*Salvia officinalis*)
1 ml	Niemrindentinktur (siehe *Seite 28*)
5 Tr.	Betain
20 Tr.	Vitamin-ACE-Fluid
2 Tabl.	Lightsüß HT
100 ml	frisch abgekochtes Wasser oder Erva de Bugre-Tee (siehe *Seite 14*)

Die ätherischen Öle zunächst zur Niemrindentinktur geben. Betain, Vitamin-ACE-Fluid und Lightsüßtabletten in erkaltetem Wasser oder Tee lösen und beide Ansätze zusammengeben.
Die entzündungshemmende Wirkung der Mundspüllösung wird durch Erva de Bugre-Tee verstärkt. Besonders bei Aphthen wirkt sich dieser Zusatz günstig aus.
Wer den Alkohol aus der Niemrindentinktur umgehen möchte, kann statt dessen 1 ml wässrigen Rhabarberwurzelextrakt (siehe *Seite 31*) verwenden. Mit ein bis zwei Esslöffeln gurgeln. Obwohl auch diese Mischung keineswegs giftig ist, handelt es sich dabei dennoch um kein Getränk. Deshalb nach dem Mundspülen ausspucken und nicht nachspülen. Diese Mundspüllösung ist durch das Teebaumöl auch unkonserviert mindestens 2 Wochen haltbar. Wegen ihrer desinfizierenden Wirkung eignet sie sich auch zur Behandlung von Halsweh.

Salzmassage nach Anspach für festes Zahnfleisch

Auf eine flache Untertasse wird ein halber Teelöffel Tafelsalz gegeben.
Statt normalem Kochsalz können Sie auch Salz einer Saline, wie z. B. Emser Salz oder Bad Reichenhaller Salz, aber auch Meersalz verwenden. Nun wird der zuvor angefeuchtete Zahnbürstenkopf oder auch der Finger ins Salz gedrückt. Mit den anhaftenden Salzkristallen wird das Zahnfleisch mit kleinen Bewegungen zum Zahn hin massiert. Die Massage kann ein- bis zweimal täglich wiederholt werden.

Salz hat aufgrund seiner osmotischen Kräfte (siehe Abb. *Seite 20*) einen austrocknenden Effekt und entzieht dem Gewebe Flüssigkeit.

Das können Sie auch daran erkennen, dass Salz im Salzstreuer Feuchtigkeit aus der Luft aufnimmt und dann verklumpt. Zusätzlich zeigt das Salz eine antibakterielle Wirkung. Das Zahnfleisch wird durch die Behandlung besonders fest und schmiegt sich an den Zahn. Der Entstehung von Zahnfleischtaschen, in denen sich Speisereste gerne festsetzen, wird so entgegen gewirkt. Übrigens hat die Salzmassage eine lange Tradition. Bei den Mittelmeervölkern wird sie seit vielen hundert Jahren eingesetzt.

Natürlich können die Salzkristalle auch mit Pflanzenteilen gemischt werden, die eine besonders günstige Wirkung auf das Zahnfleisch entwickeln:

Massagemischung mit Niemrindenpulver für gesundes Zahnfleisch

15 g	Kochsalz
5 g	Niemrindenpulver
½ TL	geschälte Reiskörner

Bestandteile miteinander mischen und in ein kleines Vorratsgefäß füllen. Niemrindenpulver stärkt das Zahnfleisch und beugt Entzündungen vor. Die Reiskörner dienen lediglich dazu, die Mischung trocken zu halten, sie werden nicht auf das Zahnfleisch aufgebracht. Da sich das Niemrindenpulver im Speichel nicht löst, sollte der Mund nach der Massage gegebenenfalls ausgespült werden. Hier empfiehlt sich ebenfalls eine Salzlösung. Dazu in einem halben Glas lauwarmen Wasser einen halben Teelöffel Salz lösen.

Massagemischung mit Rhabarberwurzelpulver für festes Zahnfleisch

15 g	Kochsalz
5 g	Rhabarberwurzelpulver
½ TL	geschälte Reiskörner

Komponenten miteinander mischen und in ein Gläschen oder eine Tüte füllen. Rhabarberwurzelpulver zieht die Schleimhäute zusammen. Die Reiskörner halten die Mischung trocken und sollten nicht auf das Zahnfleisch aufgebracht werden.
Da sich das Rhabarberwurzelpulver im Speichel nicht löst, sollte der Mund nach der Massage gegebenenfalls ausgespült werden. Hier empfiehlt sich ebenfalls eine Salzlösung. Dazu in einem halben Glas lauwarmen Wasser einen halben Teelöffel Salz lösen.

Schlund & Magen

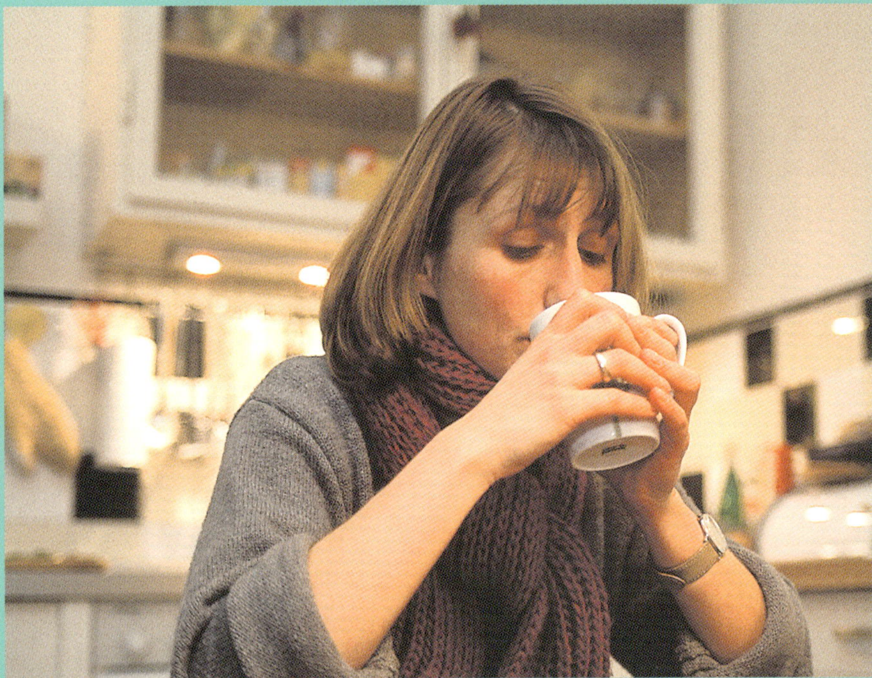

Wenn eine Erkältung droht, können Sie diese mit den richtigen Maßnahmen schon im Vorfeld aufhalten: Versuchen Sie es mit unseren Honigvariationen oder dem Brust- und Hustentee, der sehr effektiv Atemwegserkrankungen lindert.

Nachdem wir nun den Mund ausführlich behandelt haben, wollen wir uns abwärts in Richtung Magen bewegen. Dabei lassen wir auch den als Schlund bezeichneten Übergang von Mund und Nase zur Luft- und Speiseröhre natürlich nicht außer Acht.

Meist nehmen wir unseren Schlund gar nicht bewusst wahr. Wenn jedoch eine Erkältungskrankheit oder gar eine Grippe im Anmarsch ist, macht sich dies häufig durch ein erstes Halskratzen bemerkbar.

HALSSCHMERZEN UND MANDELENTZÜNDUNG

Die ersten Anzeichen von Halsschmerzen sind meist noch zu stoppen, umso das Schlimmste zu verhindern. Sie sollten alle 30 Minuten mit unserem Klassischen Mundwasser HT oder mit unserer Mundspüllösung mit Niem (siehe *Seite 56*) gurgeln und diese Maßnahme eventuell mit unseren Honigvariationen unterstützen.

Heilender Honig für den Hals

1 TL	flüssiger bis cremiger Honig
1 Tr.	Klassisches Mundwasser HT (siehe *Seite 28*)

Das Öl mit einem Zahnstocher gleichmäßig im Honig verteilen und langsam einnehmen. Sie können unseren heilenden Honig auch gelöst in einem Tee zu sich nehmen.

Kräuterhonig gegen Halsweh

1 Tr.	Zypressenöl (*Cupressus sempervirens*)
1 Tr.	Teebaumöl (*Melaleuca alternifolia*)
1 TL	flüssiger bis cremiger Honig

Jeweils einen Tropfen der beiden ätherischen Öle mit einem Teelöffel Honig vermischen und langsam einnehmen. Diese Mischung lindert Halsschmerzen über Stunden.
Auch kann der Honig in einer Tasse heißem Tee gelöst werden. Neben grünem oder schwarzem Tee empfiehlt sich hier ein Kräutertee. Optimal ist es natürlich, wenn Sie den Honig in einem Bronchialtee lösen, z.B. dem Brusttee der Hobbythek. Die Wirkung des Tees wird durch die Urwaldliane Guaco (siehe *Seite 16*) verstärkt.

Brust- und Hustentee

10 g	Eibischwurzel
10 g	Süßholz
10 g	Rooibostee
10 g	Thymiankraut
10 g	Lungenkraut
10 g	Fenchelfrüchte
10 g	Guaco

Zutaten für den Tee in einer Schüssel vorsichtig vermischen und in ein Vorratsgefäß füllen. Der Tee hat einen äußerst angenehmen Geschmack und lindert Atemwegserkrankungen. Besonders schonend ist die Zubereitung mit kaltem Wasser. Tee dann kurz aufkochen und fünf bis zehn Minuten ziehen lassen. Unterstützend wirken hier auch unsere „Antifrosch-Bonbons bei trockenem Hals" von *Seite 21*.

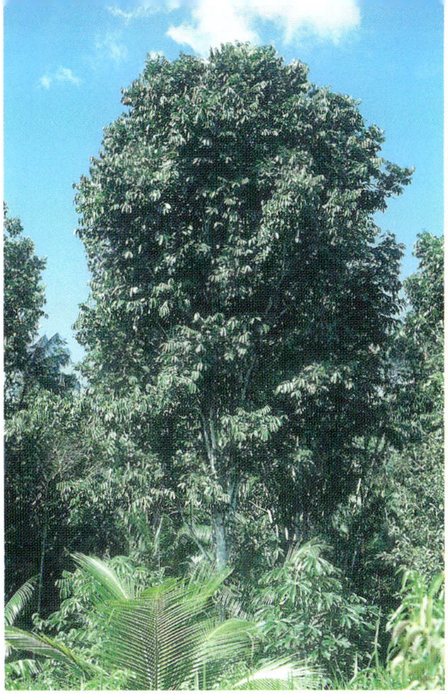

Das kaltgepresste Öl aus den Samen des Andirobabaums (*Carapa guianensis*) hat bei den Indianern am Amazonas eine lange Tradition.

Ein ungewöhnliches Rezept gegen Halsweh kommt aus Brasilien:

Andiroba-Gurgelwasser

1 Glas	sehr warmes Wasser
¼ TL	Andirobaöl (*Carapa guianensis*)

In ein Glas mit sehr warmem Wasser wird ¼ TL Andirobaöl gerührt. Das fette, bei Zimmertemperatur meist cremige Öl löst sich zwar nicht im Wasser, durch schnelles Umrühren lassen sich jedoch die nun geschmolzenen Fetttropfen recht gut verteilen. Jetzt muss sofort gegurgelt werden. Das Andirobaöl hat einen nussigen, leicht strengen Geschmack, der allerdings nicht unangenehm ist. Nach dem Gurgeln bleibt ein wohltuendes Gefühl im Hals zurück.
Bei Halsweh dreimal am Tag gurgeln. Wer lieber eine echte Emulsion zum Gurgeln verwenden möchte, kann das Andirobaöl zunächst mit drei Tropfen unseres Emulgators LV 41 mischen, dann wie beschrieben verwenden.

Bei einer Halsentzündung können leicht die Mandeln in Mitleidenschaft gezogen werden. Genauer gesagt handelt es sich um die Gaumenmandeln, die aus lymphatischem Gewebe bestehen. In den ersten 3–4 Lebensjahren sind sie sozusagen für die Schulung des Immunsystems mitverantwortlich, danach hat sich ihre Aufgabe weitgehend erfüllt, deshalb dürfen sie auch, wenn sie zu Entzündungen neigen, operativ entfernt werden.
Bei einer Mandelentzündung sollte in jedem Fall der Arzt aufgesucht werden. Zur Unterstützung der Genesung kann dreimal am Tag mit Salbeitee oder unserem Klassischen Mundwasser (siehe *Seite 28*) gegurgelt werden.

Andirobaöl

Das kaltgepresste Öl aus den Samen des Andirobabaums (*Carapa guianensis*) hat bei den Indianern am Amazonas eine lange Tradition. Dieser Baum ist ein Verwandter des Niembaums, dessen Öl in der Medizin und im Pflanzenschutz ebenfalls vielseitig

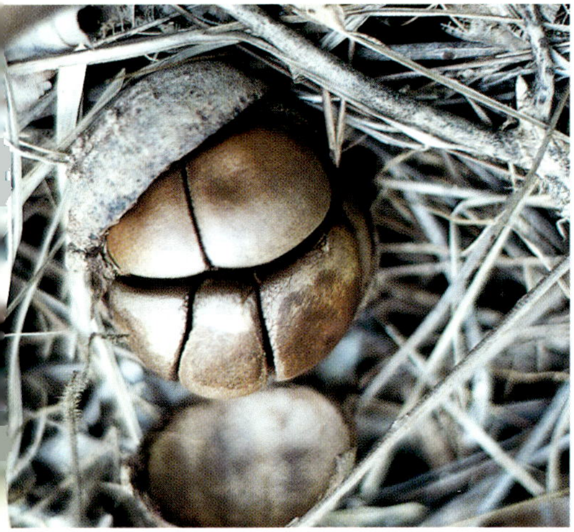

Der Samen des Andirobabaums.

eingesetzt wird. Im Gegensatz zum Niemöl zeigt das Andirobaöl einen angenehmen nussigen Geruch. Äußerlich ist es ein ideales Massageöl gegen Prellungen und Schwellungen. Es wirkt gegen Muskelverspannungen, ist durchblutungsfördernd und bringt blaue Flecken schneller wieder zum Verschwinden. Von den Indianern und den Caboclos (Nachkommen aus den Mischehen zwischen den ersten portugiesischen Siedlern und eingeborenen Frauen aus Brasilien) wird es auch innerlich als fiebersenkendes und entzündungshemmendes Mittel verwendet. Außerdem hilft es bei kleinen Wunden und Hautirritationen. Andirobaöl wird heute im Bundesstaat Para im Norden von Brasilien gewonnen, die beste Qualität stammt von der Hauptinsel im Amazonasdelta Marajó. Dieses Öl wird über viele der Läden vertrieben, die traditionell die Produkte führen, die die Hobbythek empfiehlt.

VOM RÄUSPERN UND SINGEN

Der so genannte Frosch im Hals ist keineswegs immer auf Atemwegsinfekte zurückzuführen, sondern kann auch ganz andere Ursachen haben. Manchmal ist unsere Stimme einfach nur überanstrengt, der Kehlkopf verkrampft, und die nötige Luft zum Atmen scheint nicht mehr vorhanden zu sein. Menschen, die ihre Stimme sehr stark beanspruchen, neigen zu funktionellen Stimmbandproblemen bis hin zu organischen Veränderungen wie Stimmbandknötchen. Davon betroffen sind z.B. Lehrer, aber auch Nachrichtensprecher, Schauspieler und Journalisten, also Menschen, die beruflich viel sprechen. Mit speziellen Atem-, Stimm- und Sprechübungen können Bronchien, Kehlkopf und Stimmbänder jedoch gelockert werden, sie helfen auch zur Entspannung sowie bei Atemnot und gegen Heiserkeit.

Übrigens ist diese Idee nicht neu. So soll schon Demosthenes (griechischer Redner, 384 – 322 v. Chr.) als Übung zur Vervollkommnung seiner Sprechtechnik gegen die Meeresbrandung angesprochen haben. In seinen Reden nutzte ihm dann die von ihm erprobte Vortragsart. Redner und Sänger in der Vergangenheit konnten eben noch nicht auf Verstärkertechniken zurückgreifen, sondern mussten selber dafür sorgen, dass ihre Stimme alle Zuhörer erreichte. Die älteste Atemschule, die solche Übungen entwickelt und bis jetzt unterrichtet, wurde um die Jahrhundertwende gegründet. Noch heute werden jedes Jahr Atem-, Stimm- und Sprechlehrer ausgebildet. Diese unterrichten dann zumeist in niedergelassenen Praxen sowohl Kinder mit Sprechproblemen als auch stimmgestörte Erwachsene. Die professionelle Atem-, Stimm- und Sprechlehrerin Gertrud Weigelin hat einige Übungen nach der „Schlaffhorst-Andersen"-Methode zur Lockerung der Atemwege zusammengestellt, die auch ohne Unterricht gelingen und sogar unterwegs, z.B. im Auto, praktikabel sind. An dieser Stelle ein herzliches Dankeschön.

Atemübungen für jeden Tag

Bei allen Atemübungen gilt es, eine prinzipielle Regel zu befolgen: Halten Sie nach dem Ausatmen eine kurze Atempause von 2–3 Sekunden, dann strömt nämlich die neue Atemluft wie von alleine in die Nase ein. Dies beruhigt Atmung und Körper und sollte eigentlich unbewusst auch beim ganz normalen, alltäglichen Atmen beibehalten werden.

Übung gegen Räuspern und leichte Stimmbandschmerzen

Entscheidend bei dieser Übung ist das „Hauchen". Dies geschieht auf die gleiche Weise, wie wir einen Taschenspiegel oder unsere Brillengläser vorsichtig anhauchen, um sie zu säubern.

- Vorsichtig hauchen – die ausgehauchte Luft fühlt sich feucht und warm an;
- Mund schließen, 2 – 3 Sekunden warten;
- durch die Nase Luft einströmen lassen.

Noch zweimal wiederholen, dann beenden. Diese Atemübung kann mehrmals am Tag gemacht werden.

Übung gegen Heiserkeit

Vorsichtig auf „fff" (stimmlos, nicht „ef") die Luft auspusten. Diese Übung ähnelt dem vorsichtigen Auspusten einer Kerze. Damit es leichter wird, können Sie auch eine kleine Feder, ein Wattebäuschchen oder ein chinesisches Papierbällchen wegblasen:

- Luft auf „fff" auspusten;
- Mund schließen, 2 – 3 Sekunden warten;
- durch die Nase Luft wieder einströmen lassen.

Noch zweimal wiederholen, dann beenden. Diese Atemübung kann mehrmals am Tag gemacht werden.

Übung gegen den „Frosch" im Hals

Vorsichtig „mm" oder „om" sprechen bzw. summen. Der Brustkorb gerät durch das Brummen in leise Schwingungen. Nun vorsichtig mit den Fingern auf den oberen Brustkorb klopfen und so lange summen, bis die Luft knapp wird. Dann die übliche kurze Atempause machen und durch die Nase Luft einströmen lassen. Die Übung darf drei- bis fünfmal hintereinander durchgeführt werden. Meist stellt sich aber schon nach dem ersten Mal eine deutliche Entspannung der Bronchien und Atemwege ein.

Einen ähnlichen Effekt erzielt das leise Summen einer Melodie. Gerade unterwegs, vielleicht auf dem Weg zu einem Termin, bei dem die Stimme nicht versagen soll, ist dies eine ideale Vorbereitung. Summen Sie konzentriert ein Lied, das Sie besonders gerne mögen, meist hebt sich dabei zusätzlich auch noch die Stimmung.

Übung zur Aktivierung des Zwerchfells

Das Zwerchfell ist eine muskulöse Scheidewand, die die Brust- und Bauchhöhle voneinander trennt. Immer wenn wir atmen, hebt und senkt sich diese Wand. Insbesondere beim Singen muss dieser Mechanismus ausgenutzt werden, andernfalls wird der Sänger schnell kurzatmig.

Die Zwerchfellatmung spüren wir sonst nur noch, wenn sie Probleme bereitet. So können ein Zwerchfellhochstand oder ein Loch darin zu unangenehmem Aufstoßen oder Sodbrennen führen. In jedem Fall sollte bei so drastischen Beschwerden ein Arzt aufgesucht werden, da das saure Aufstoßen insbesondere Gefahren für die Speiseröhre (siehe *Seite 64*) mit sich bringt. Unterstützend wirkt da unsere Atemübung: Prellen Sie einen Tennisball gleichmäßig auf den Boden und fangen Sie ihn wieder auf. Bei jedem Preller wird zunächst ein stimmloses kurzes „p" (kein „pe") ausgestoßen. Die Übung ca. zehnmal wiederholen. Dann statt des „p" ein „t" (kein „te") sprechen, zehnmal wiederholen und die Übung mit zehnmal „k" (kein „ka") beenden. Diese Übung kann täglich ein- bis zweimal gemacht werden. Wenn die Beschwerden nicht nachlassen, sollte ein Arzt kontaktiert werden, der die genauen Ursachen für die Symptome untersuchen wird.

VOM SCHLUND ZUR SPEISERÖHRE

Wenden wir uns nach diesem kurzen Ausflug in den Hals- und Stimmbereich von der Atmung wieder der Verdauung zu: Nachdem die Nahrung mechanisch mit den Zähnen zerkleinert und eingespeichelt wurde, muss sie Richtung Magen befördert werden.

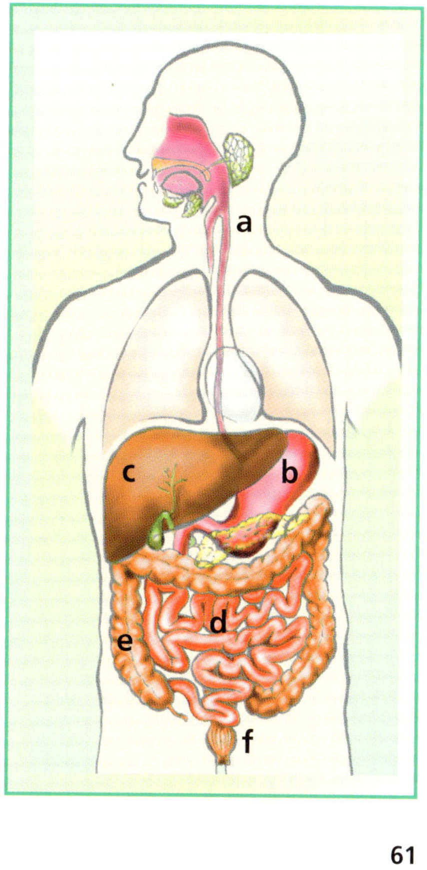

Die Verdauungsorgane im Überblick: (a) Speiseröhre, (b) Magen, (c) Leber, (d) Dünndarm, (e) Dickdarm, (f) Anus.

Ein Schluckreflex sorgt dafür, dass nicht zuviel des Nahrungsbreis unkontrolliert zum Magen geschickt wird oder gar in die Atemwege gelangt. Jeder von uns hat sich schon einmal verschluckt und weiß, wie unangenehm und beängstigend dies sein kann. Leider kommt es sogar vor, dass sich Menschen zu Tode verschlucken. Die wohl prominenteste Betroffene war Cass Elliot, die Leadsängerin der Gruppe „Mamas und Papas", die an einem Fischbrötchen erstickte. Aber auch der ehemalige Box-Europameister Bubi Scholz ist noch vor einigen Monaten diesen tragischen Tod gestorben. Die Gefahr des Verschluckens sollte also keineswegs unterschätzt werden. Hastiges Essen, bei dem vielleicht noch erzählt oder telefoniert wird, gilt es in jedem Fall zu vermeiden.
Sobald die Nahrung die Speiseröhre erreicht, ist sie endgültig unserem Willen entzogen. Die Speiseröhre ist ein Muskelschlauch, der sich hinter jedem Bissen ringförmig zusammenzieht. Es ist also keineswegs so, dass die Nahrung in Richtung Magen fällt – sonst könnten wir ja beispielsweise im Liegen gar nicht essen –, sondern sie wird durch Muskelkontraktionen aktiv zum Magen transportiert. Auf diese Weise gelangt der Nahrungsbrei zum Magenmund.

WENN DER MAGEN ÄRGER MACHT

Wir hatten dieses Organ in unserem Buch „Darm und Po" bereits ausführlich unter dem Aspekt der Verdauung behandelt. Wir wollen hier deshalb in erster Linie auf die Eigenschaften des Magens eingehen, die „nach oben zielen", sprich Speiseröhre, Mund und Schlund beeinflussen.
Der Magen enthält zwei aggressive Verdauungssekrete, das ist zum einen die Salzsäure und zum anderen das Pepsin. Diese sorgen dafür, dass selbst rohes Fleisch in Form von Tatar oder Mett angegriffen und zersetzt wird, während die durch eine Schleimschicht gut geschützten Magenwände dem Angriff ohne Probleme widerstehen. In den Magensäften werden auch die meisten Mikroorganismen, die mit der Nahrung in den Körper gelangen, abgetötet. Eine Ausnahme bilden die so genannten probiotischen Bakterien aus Milchprodukten, die die Passage durch den Magen überleben und ihre segensreichen Eigenschaften daher im Darm entfalten können. Wir haben darüber ausführlich in unserem Hobbythekbuch „Joghurt, Quark und Käse" berichtet. Unsere probiotische Joghurtkultur „LaBiDa" (siehe *Seite 17*) hat sich zu einem wahren Verkaufsknüller entwickelt.
Neben diesen „guten" Keimen gibt es allerdings noch eine Bakterie, die sogar im Magen selber leben kann: *Helicobacter pylori*, der Hauptverursacher von Magengeschwüren und sogar Krebs. Früher konnte diese Bakterie nur durch eine unangenehme Magenbiopsie nachgewiesen werden, heute gibt es einen Atemtest. Da *Helicobacter pylori* als einzige Bakterie im Magen Ammoniak produziert, ist dessen Vorhandensein im Atem ein sicherer Nachweis für den Übeltäter. Bei positivem Befund kann der Erreger mit einer Kombination aus zwei

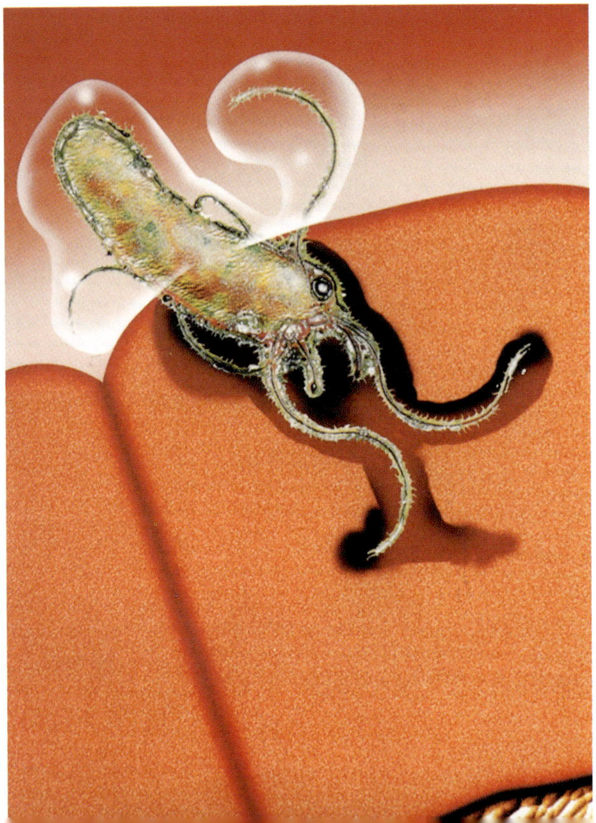

***Helicobacter pylori* nistet sich in der Magenschleimhaut ein und kann dort unter Umständen lebenslang überdauern.**

Antibiotika und Wismutgallat effektiv bekämpft werden.
Zwar ist der Magen vor den aggressiven Verdauungssäften geschützt, dies gilt jedoch nicht für die Speiseröhre, Mund und Zähne sowie den Schlund. Zwar kommen diese Organe normalerweise auch nicht damit in Berührung, aber es gibt einige Ausnahmssituationen wie beim Erbrechen oder Sodbrennen.

Übelkeit und Erbrechen

Beim Erbrechen befinden sich im Speisebrei jede Menge Verdauungssäfte. Je nachdem, wie lange die Mahlzeit zurückliegt und wieviel inzwischen getrunken wurde, kann der Mageninhalt sehr sauer sein. Dies schmecken wir nicht nur, sondern nehmen es auch durch das brennende Gefühl in der Speiseröhre und im Rachen wahr. Tatsächlich werden die Schleimhäute dabei verätzt, außerdem entmineralisieren die Zähne (siehe *Seite 40*). Wichtig ist es daher, Mund und Rachen ausgiebig mit Wasser oder unserem Magen-, Mund- und Schlundtee (siehe *Seite 21*) auszuspülen. Wenn der Magen es verträgt, sollten auch einige Schlucke davon getrunken werden, um die Speiseröhre zu beruhigen.
Falsch wäre es jedoch, den Brechreiz zu unterdrücken, denn unter Umständen wehrt sich der Körper auf diesem Weg gegen gefährliche Infektionskeime. So ist bei Lebensmittelvergiftungen der Schaden noch nicht allzu groß, solange sich die Schadstoffe noch im Magen befinden. Scheuen Sie sich also nicht, bei Übelkeit evtl. sogar den Finger in den Hals zu stecken, Sie können sich damit unter Umständen viele Beschwerden ersparen. Eine andere Möglichkeit besteht darin, ein halbes Glas lauwarme konzentrierte Kochsalzlösung zu trinken. Auch damit befördern Sie den Mageninhalt wieder nach draußen.
Aber nutzen Sie diese Verfahren auf keinen Fall, wenn Sie sich „überfressen" haben. Erbrechen ist kein Verdauungsweg und erst recht kein „Trick" zum Abnehmen. Bulimie, die Fress-Kotz-Sucht, ist eine ernste Krankheit, der meist psychische Ursachen zu Grunde liegen. Bulimie führt zu Enzymdefekten, stumpfen Zähnen und in der Folge zu weiteren schweren Zahnproblemen, Mangelerscheinungen und krankhafter Magersucht. Leider ist diese Krankheit ab einem bestimmten Zustand nicht mehr heilbar, sodass im schlimmsten Fall Invalidität oder gar der Tod drohen.

Eine andere Art der Übelkeit kann uns auf Reisen treffen. Doch dieses Gefühl des „Schlechtseins" kommt in der Regel nicht von einem verkorksten Magen, sondern wird durch Störungen des Gleichgewichtssinns im Ohr verursacht. Schaukelnde Schiffe, Flugzeuge, Züge oder andere Transportmittel können unserem Gleichgewichtssinn nämlich gehörig zusetzen. Der Körper kann sich im Raum nicht mehr eindeutig orientieren und reagiert mit Übelkeit. Diese hört in der Regel auf, wenn wir wieder festen Boden unter den Füßen haben. Erfrischende und beruhigende ätherische Öle nehmen das Übelkeitsgefühl und beruhigen den Körper.

Schnupperöl mit Zitrone

1 Teil	Mandarinenöl (*Citrus reticulata*)
1 Teil	Eisenkrautöl (*Lippia citriodora*)
1 Teil	Zitronenöl (*Citrus limon*)
1 Teil	Bergamotteöl (*Citrus aurantium ssp. bergamiae*)
1 Teil	Bitterorangenöl (*Citrus aurantium*)

Geben Sie ein bis zwei Tropfen der Mischung auf ein Papiertaschentuch und halten Sie sich dieses unter die Nase. Achten Sie darauf, dass die empfindlichen Nasenschleimhäute nicht mit dem Öl in Berührung kommen. Schnüffeln Sie solange an dem Tuch, bis die Übelkeit nachlässt. Wiederholen Sie den Vorgang, wenn erneut Beschwerden auftreten.
Falls Sie auf Reisen kein Mittel gegen Übelkeit mit sich führen, können Sie sich noch mit einem anderen kleinen Trick behelfen: Schnuppern Sie an einer Apfelsinenschale, denn auch das Orangenöl darin wirkt schnell gegen leichte Übelkeit. Gute Erfolge erzielen Sie ebenfalls mit einer frischen Ingwerwurzel, die Sie in dünne Scheiben schneiden und essen. Frischer Ingwer schmeckt sehr aromatisch, allerdings auch etwas scharf.

Aufstoßen – wenn die Luft entweicht

Säuglinge, das weiß jede Mutter, dürfen nach einer Mahlzeit erst dann ins Bett gelegt werden, wenn sie zuvor ihr so genanntes „Bäuerchen" gemacht haben. Das Bäuerchen ist nichts anderes als das kindliche Aufstoßen. Beim Trinken haben die Babys nämlich jede Menge Luft

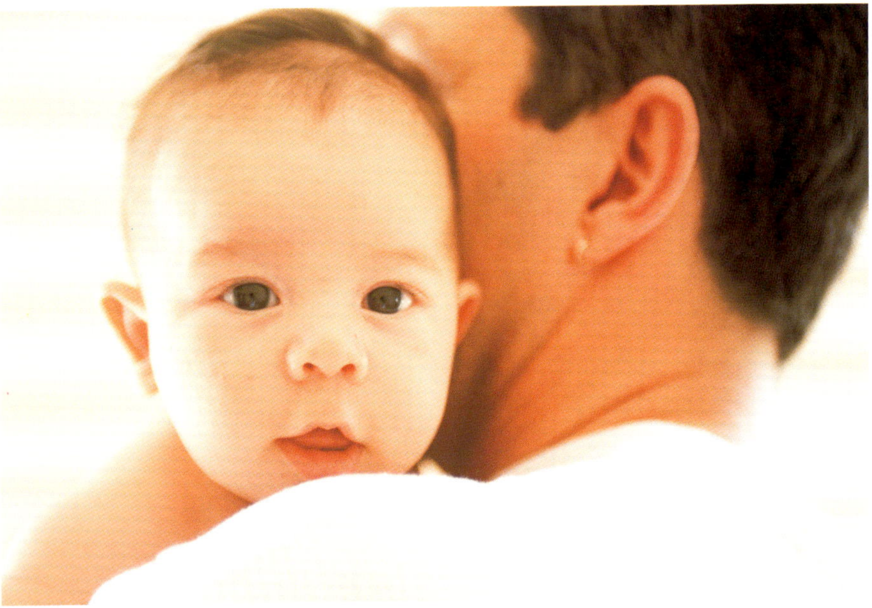

Die Luft, die das Baby beim Trinken schluckt, muss mit Hilfe des „Bäuerchens" wieder entweichen.

geschluckt und die entweicht nun, manchmal in Kombination mit etwas Nahrungsbrei. In flacher, liegender Haltung wäre dieses Aufstoßen für das Kind gefährlich, schlimmstenfalls könnte es sogar dabei ersticken. Aus diesem Grund hat sich die „Bäuerchen-Regel" durchgesetzt. Wenn wir Erwachsenen einmal aufstoßen, ist dies in der Regel harmlos, da auf diese Weise Luft aus dem Magen wieder ins Freie befördert wird.
Ein solcher Rülpser gehörte in der Vergangenheit sogar zum Genuss einer guten Mahlzeit dazu. So fragte schon Martin Luther: „Warum rülpset und furzet ihr nicht?", wenn er befürchtete, das Gelage habe nicht gemundet. Geschieht das Aufstoßen nicht allzu häufig, so handelt es sich um einen normalen Vorgang und keine Krankheit.

Schluckauf – ein Reflex des Zwerchfells

Nach dem typischen Geräusch, das der Schluckauf erzeugt, wird dieser mancherorts auch „Hipps" genannt. Der Hipps kommt urplötzlich und verschwindet von alleine wieder. Das krampfartige Zusammenziehen des Zwerchfells, das den Schluckauf bedingt, kann bei nervlicher Aufregung entstehen oder durch kalte Getränke ausgelöst werden. Ob Empfehlungen wie z. B. „die Luft anhalten" oder „Zählen" dabei helfen, ihn zu stoppen, ist unklar. Eine Möglichkeit besteht jedenfalls in einer kleinen Ablenkungsstrategie: Zunächst tief einatmen, dann aus einem Glas Wasser sieben Schlucke nacheinander trinken und dabei die Luft anhalten, gegebenenfalls wiederholen. Viel Erfolg!

Sodbrennen ist gefährlich

Beim Sodbrennen passiert genau das, was der Speiseröhrenmuskel eigentlich verhindern soll: Magensaft und Nahrungsbrei fließen in die Speiseröhre zurück. Das kann z. B. durch schwer verdauliche Mahlzeiten oder Völlerei ausgelöst werden. Im Magen entsteht dann durch erhöhte Säureproduktion ein solcher Druck, dass ein Teil des Nahrungsbreis in die Speiseröhre zurückfließt. Auch scharfe Gewürze, Rauchen, Blähungen, Schwangerschaft, Zwerchfellprobleme (siehe *Seite 61*) oder Alkohol können diese Reaktion auslösen. In anderen Fällen zeigt das untere Ende der Speiseröhre nicht mehr die ausreichende Elastizität oder verschließt sich nach dem Schlucken nur unvollkommen. Der Magenmuskel hat in diesen Fällen nicht mehr die Kraft, den Rückfluss zu verhindern. Anders als der Magen selber, besitzt die Speiseröhre, da sie nomalerweise nicht mit den Verdauungssäften in Berührung kommt, keine schützende Schleimhaut. Die scharfe Salzsäure aus dem Magen verätzt deshalb dort direkt das empfindliche Gewebe und bedingt so das Brennen, das dem Sodbrennen seinen Namen gegeben hat.

Der scharfe Geschmack und das brennende Gefühl verursachen bei vielen Menschen den typischen „angesäuerten" Gesichtsausdruck des Magenkranken. Dazu können weitere Symptome wie Übelkeit, Heiserkeit, chronischer Husten und Asthma kommen, verursacht durch die ständige Reizung durch die Säure. Allein in Deutschland leiden ca. 20 Millionen Menschen unter solchen Beschwerden.
Sodbrennen ist keineswegs eine unangenehme Lappalie, sondern eine echte Krank-

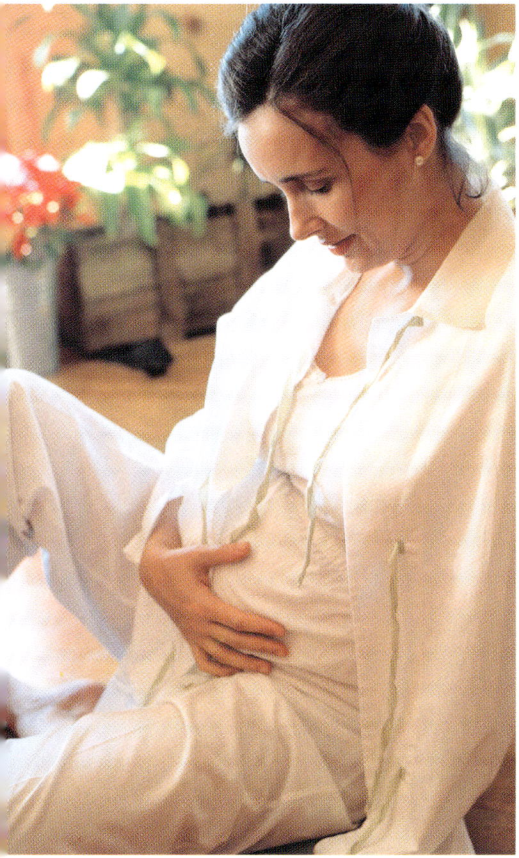

Sodbrennen ist ein häufiges Problem während der Schwangerschaftsmonate.

heit, die die Hauptursache für das Entstehen von Speiseröhrenkrebs darstellt. Durch die ständigen Säureangriffe entzündet sich die Speiseröhre. Da das Gewebe dann weiter gereizt wird, bilden sich am Übergang zum Magen Geschwüre, deren spätere Vernarbungen die Speiseröhre verengen und Schluckbeschwerden verursachen. Am Ende kann sich aus dem Geschwür der bösartige Tumor entwickeln.

Es gibt einige Tipps, mit denen Sodbrennen verhindert oder zumindest verringert werden kann: So sollte man statt weniger üppiger Mahlzeiten mehrmals täglich kleine Snacks essen. Auf süße und schwer verdauliche Speisen sollten Sie ganz verzichten, da diese den Magen zur Säureproduktion anregen. Auch Rauchen und hochprozentige Alkoholika sind zu meiden, sie schädigen die Funktion des Speiseröhrenschließmuskels. Enge Kleidung und Übergewicht drücken auf den Magen, eine gebückte Haltung oder ein direktes Hinlegen nach dem Essen fördern den Rückfluss aus dem Magen und sind deshalb ebenfalls ungünstig.

Hilfe gegen Magendrücken und saures Aufstoßen

Magenpulver waren in der Vergangenheit sehr beliebt, sind jedoch heute leider etwas in Vergessenheit geraten, weil mittlerweile fast alle Wirkstoffe in Tablettenform gepresst werden. Wir meinen, dass das gute alte Pulver noch immer seine Daseinsberechtigung hat.

Die Hobbythek hat aus diesem Grund zwei gut wirksame Magenpulver entwickelt:

Magenpulver gegen Magendrücken

20 g	Süßholzwurzelpulver
10 g	gebrannte Magnesia (MgO)
2,5 g	Wismutgallat
5 Tr.	Fenchelöl (*Foeniculum vulgare*)

Pulver zusammengeben und intensiv mischen, am besten erfolgt die Verteilung in einem Mörser. Fenchelöl auf das Pulver tropfen und untermischen. In einem braunen Gläschen aufbewahren und bei Bedarf 1 – 2 Messerspitzen voll vor den Mahlzeiten einnehmen.

Gebrannte Magnesia und Wismutgallat wirken gegen einen übersäuerten Magen. Wismutgallat war in der Vergangenheit als Schwermetall in Verruf geraten, ist aber in Magenpulvern heute weitgehend rehabilitiert, da es eine Wirkung gegen den gefürchteten Erreger *Helicobacter pylori* zeigt (siehe *Seite 62 f.*). Süßholz gibt dem Pulver nicht nur einen angenehmen Geschmack nach Lakritz, sondern wirkt auch entkrampfend, entzündungshemmend und beeinflusst so Magengeschwüre auf günstige Weise. Fenchelöl wirkt genau wie Fenchelfrüchte entkrampfend. Wismutgallat und gebrannte Magnesia erhalten Sie über die Apotheke.

Magenpulver gegen saures Aufstoßen

20 g	Natron
10 g	Zitronensäure
evtl. 10 g	Milchzucker
5 Tr.	Bitterorangenöl (*Citrus aurantium ssp. aurantium*)

Pulver zusammengeben und intensiv mischen, am besten erfolgt die Verteilung in einem Mörser. Bitterorangenöl auf das Pulver tropfen und untermischen. In einem braunen Gläschen aufbewahren.

Natron neutralisiert die Magensäure. Aus diesem Grund darf es nur in sehr kleinen

Mengen genossen werden, da andernfalls zu wenig Säure im Magen verbleibt. Zitronensäure und Milchzucker verleihen dem Pulver einen guten Geschmack, wobei die Zitronensäure einen Teil des Natrons neutralisiert und auf diese Weise die Wirkung mildert. Bitterorangenöl wirkt leicht beruhigend und verleiht dem Pulver einen fruchtigen Geschmack.
Nehmen Sie bei Bedarf einen halben Teelöffel Pulver ein. Verwenden Sie das Pulver sparsam, lieber mehrmals am Tag kleine Dosen als einmal eine große Portion, die die Magensäure insgesamt neutralisieren würde.
Vorsicht: Milchzucker bei Milchzuckerunverträglichkeit einfach weglassen.
Wer öfter als dreimal im Monat unter Sodbrennen leidet, sollte sich unbedingt untersuchen lassen.

Viele der Mittel und Medikamente, die bei Sodbrennen verordnet werden, helfen auch bei Magenschleimhautentzündung. Diese ist nicht nur besonders schmerzhaft, sondern auch gefährlich, da hier ebenfalls durch die Vorschädigung später Magengeschwüre und sogar Magenkrebs entstehen können.
In der Apotheke erhalten Sie eine Reihe frei verkäuflicher Antacida, das sind Mittel, die die Magensäure binden. Zu ihnen zählen z.B. Kompensan und Talcid, die besonders als Suspension, also in flüssiger Form, eine gute Wirkung zeigen. Falls es dennoch zu keiner Besserung kommt, sollte in jedem Fall ein Arzt aufgesucht werden. Er kann auch rezeptpflichtige Medikamente wie H_2-Rezeptorenblocker verschreiben. Das sind Histamin-ähnliche Stoffe, die eine hemmende Wirkung auf die (Histamin-vermittelte) Magensäure-Produktion haben.

Einen günstigen Einfluss auf Sodbrennen und Magenprobleme nehmen auch unser Magen-, Mund- und Schlundtee (siehe *Seite 21*) sowie unsere „Antifrosch-Bonbons bei trockenem Hals" und unsere „Antisäure-Bonbons" (siehe *Seite 21* und *40*). Tinkturen zeigen gegenüber Tees gewisse Vorteile. Sie sind länger haltbar und können auch gut unterwegs eingenommen werden. Nachteilig ist jedoch, dass sie Alkohol enthalten und die Kräuterauszüge nicht frisch sind.
Die folgende Tinktur hilft bei Krämpfen:

Magentinktur gegen Krämpfe

5 g	Pfefferminzblätter
5 g	gestoßene Fenchelfrüchte
5 g	gestoßene Kümmelfrüchte
5 g	gestoßene Anisfrüchte
100 ml	Ethanol (70 %)

Drogen mischen und mit Alkohol übergießen. Diese Tinktur unter gelegentlichem Umrühren eine Woche ziehen lassen, abfiltrieren und in eine dunkle Flasche füllen. Bei Bedarf ½-1 Teelöffel voll in einem Glas Wasser einnehmen. Fenchel, Kümmel und Anis wirken leicht entkrampfend und antibakteriell. Fenchel zeigt außerdem eine Wirkung gegen Blähungen. Pfefferminze verleiht der Tinktur einen guten Geschmack und wirkt ebenfalls entkrampfend. Sie können die Tinktur auch in einem Glas Wasser einnehmen und den Geschmack eventuell mit einem **Frusip's** Ihrer Wahl, einem Fruchtsirupkonzentrat der Hobbythek ohne zusätzlichen Haushaltszucker, verfeinern. Besonders geeignet ist die Geschmacksrichtung Ananas.

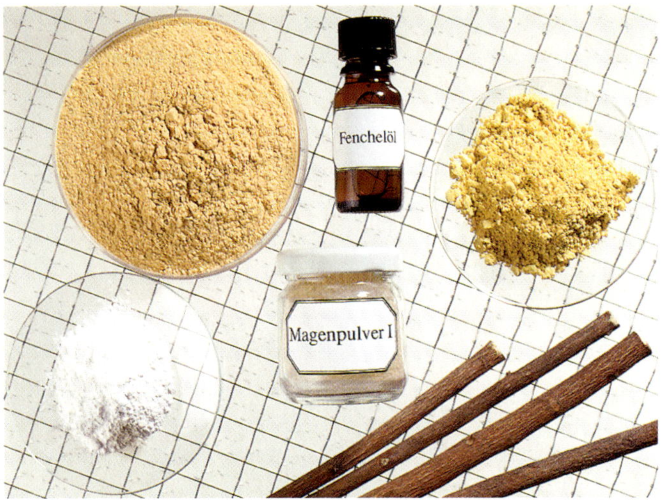

Das Magenpulver gegen Magendrücken ist schnell hergestellt und zeigt eine gute Wirkung gegen Beschwerden, die u. a. durch den Erreger *Helicobacter pylori* ausgelöst werden.

Die Nase – nicht nur zum Niesen

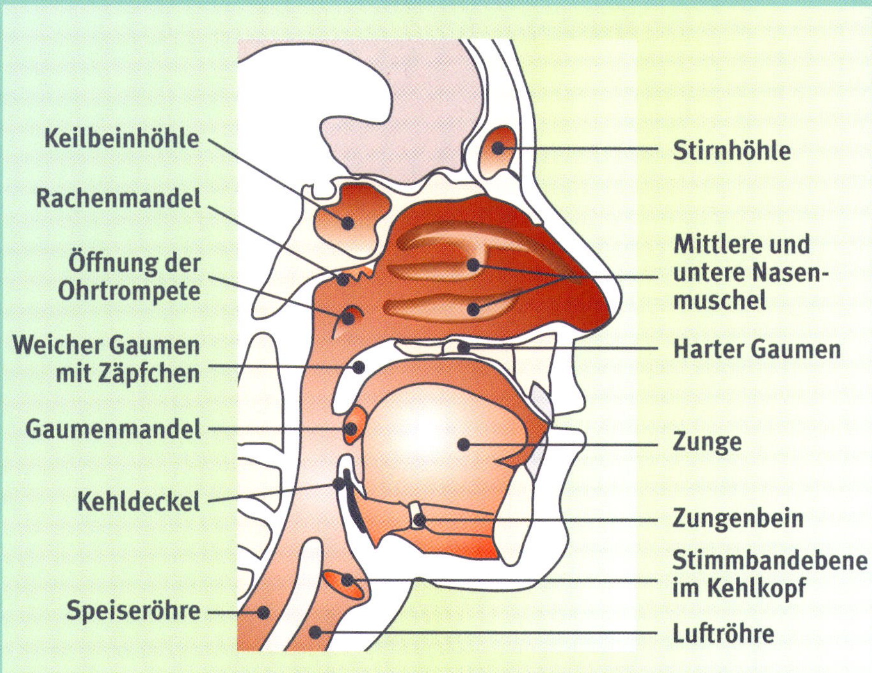

Ein Blick in das Innere unseres Kopfes zeigt die Lage der Nebenhöhlen sowie den Aufbau des Mund- und Rachenraums.

Nachdem wir den Weg vom Mund über den Schlund bis hin zum Magen verfolgt haben, wollen wir nun aus dessen Tiefen wieder auftauchen und uns zur Nase vortasten. Denn auch diese gehört zu den Öffnungen des Kopfes – wie auch die nachfolgenden Ohren –, um deren Probleme und Pflege wir uns in diesem Buch kümmern.

Die Nase „sitzt" auf unserem Gaumen und besteht aus einer knöchernen Nasenpyramide, einem knorpeligen Nasenrücken und einem Flügelknorpel an der Nasenspitze. Neben den beiden Nasenlöchern, die den Eingang in die Nasenhöhle darstellen, hat der Nasenraum auch Verbindung zu den Nasennebenhöhlen, das sind zum einen die Kiefernhöhlen und zum anderen die Stirnhöhlen. Diese Räume nehmen wir in unserem Kopf eigentlich nur wahr, wenn sie sich bei einer schweren Erkältung entzünden und vereitern. Spätestens zu diesem Zeitpunkt muss ein Arzt aufgesucht werden, da andernfalls ernsthafte Komplikationen drohen können.

Die Nasengänge stehen weiterhin mit dem Rachen in Verbindung. Dies merken wir bei starkem Schnupfen, wenn Sekrete aus der Nase dorthin gelangen. Auch beim Gebrauch von Nasentropfen oder beim Nasenduschen (siehe *Seite 75*) können wir diese Verbindung spüren, wenn Flüssigkeit in den Rachen läuft. Außerdem gibt es eine Verbindung zum Tränenkanal des Auges, die wir besonders beim Weinen wahrnehmen. Automatisch putzen wir uns dann nämlich auch die Nase.
Die Nase befeuchtet und erwärmt unsere Atemluft. Binnen ein bis zwei Sekunden kann sie diese von -12 °C auf +25 °C erwärmen. Im Rachenraum ist sie, nachdem sie durch die Nasengänge geströmt ist, auf 33 °C angestiegen und nun durch das Nasensekret wasserdampfgesättigt.
Das ist wichtig, da die Nasenschleimhäute andernfalls sehr schnell austrocknen und infektionsanfällig würden.

Pro Tag produziert die Nasenschleimhaut ca. 200 g dieses Sekrets. Da kann der Mund nicht mithalten; bei reiner Mundatmung trocknen die Schleimhäute sehr schnell aus. Es handelt sich übrigens um ungeheure Luftmassen, die die Nase durchströmen: In einer Minute sind es unter Ruhebedingungen sechs Liter Luft, beim Sport oder bei anderen körperlichen Belastungen kann diese Menge auf das Zehnfache, also 60 Liter, ansteigen.

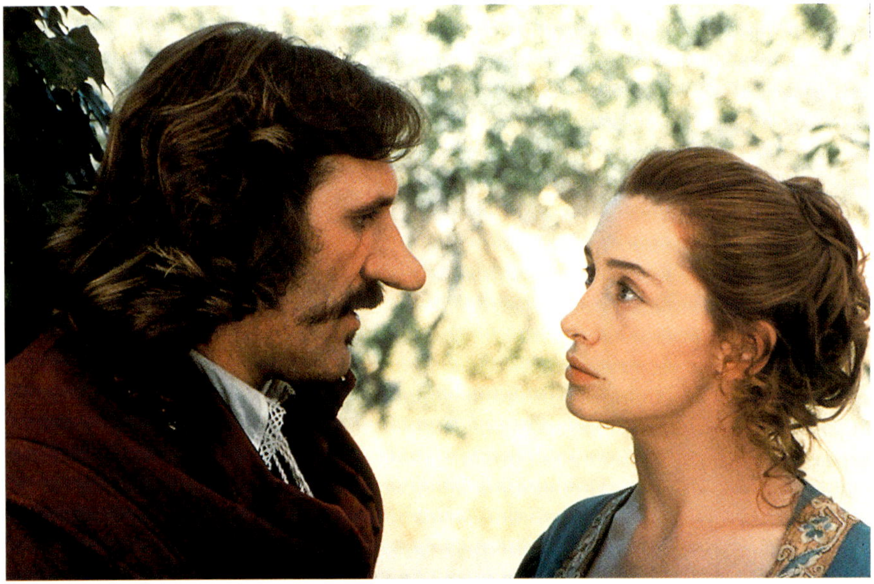

Die Nase prägt unser Gesicht ganz entscheidend und verleiht Charakter. Hier das berühmte Riechorgan von Gerard Depardieu als Cyrano de Bergerac – zusammen mit Anne Brochat – im gleichnamigen Film.

Dabei strömt die Luft durch beide Nasenlöcher und wird durch die so genannte Nasenklappe, quasi eine Düse, geleitet. Die Nasenklappe kann man mit den Fingern ertasten. Sie liegt zwischen dem seitlichen Nasenknorpel und der Nasenscheidewand. Hier setzen sich besonders gerne Rückstände, nämlich die so genannten „Popel“, fest. Das ist ganz natürlich, denn 70 % der Staubpartikel in der Atemluft werden im Nasenschleim gebunden.

Hatschi – Niesen ist ein Reflex

Es gibt wohl keine Möglichkeit, das Niesen zu unterdrücken. Ein Kitzeln in der Nase führt unweigerlich dazu, dass die Luft geradezu explosionsartig ausgestoßen wird. Das Ganze kann insbesondere bei Männern außerordentlichen Krach machen. Es ist ein Reflex, den wir nicht willentlich kontrollieren können und der dafür sorgt, dass Staub und Ähnliches mit Kraft aus der Nase herausbefördert werden. Übrigens können auch viele Tiere niesen.

Nasenschleim – der Fluss in der Nase

Das Nasensekret wird von speziellen Zellen der Nasenschleimhaut produziert. Neben der bereits angesprochenen Befeuchtung der Atemluft löst es Riechstoffe und sorgt für eine erste Immunabwehr. Tatsächlich ist unser Nasensekret sogar geschichtet: Zum Nasenraum hin handelt es sich um eine zähe Gelschicht, Richtung Nasenschleimhaut wird sie dünner und bildet eine nahezu flüssige Solschicht. Über so genannte Zilien,

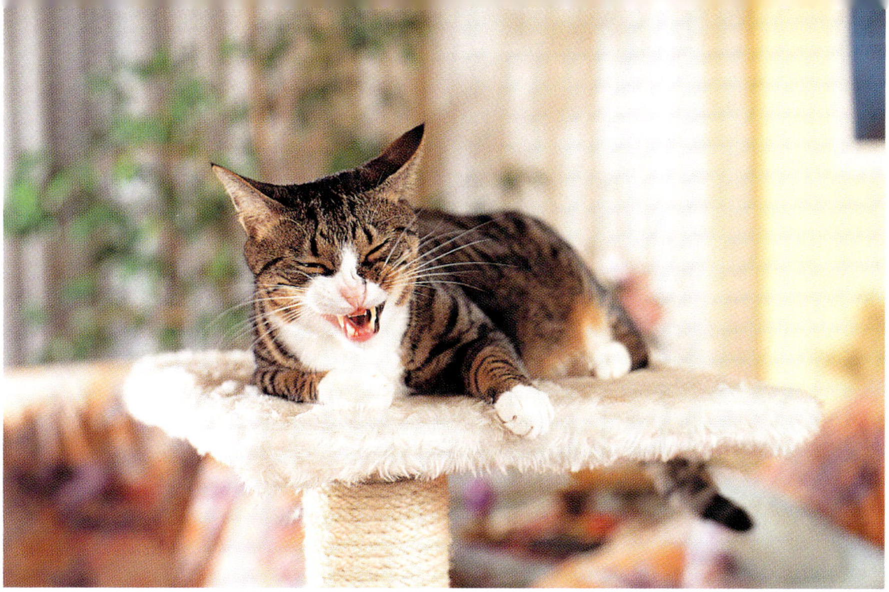

Auch viele Tiere können niesen wie diese Katze.

das sind winzige bewegliche Zellfortsätze, wird der Nasenschleim mit maximal 3 mm pro Minute in den Rachen transportiert und unbewusst verschluckt. Diese Zilien haben übrigens nichts mit den Haaren in den Nasenlöchern zu tun. Letztere halten rein mechanisch einströmende Staubpartikel fest.
Das Nasensekret enthält Natriumchlorid (Kochsalz), aber auch Calcium- und Kaliumsalze. Dazu kommen Polysaccharide, Schleimstoffe, Histamin, Immunglobuline (besonders IgA) und die Enzyme Acetylcholinesterase, Fibrinolysin und Lysozym. Im Nasenschleim ist außerdem immer etwas Flüssigkeit aus dem Tränenkanal enthalten.

Peinlich, aber notwendig – das Popeln

Er hat keinen offiziellen Namen, steckt in der Nase und lässt sich am besten mit den Fingern herausholen. Dies zu tun, ist natürlich unschicklich, Kinder neigen obendrein dazu, den Popel zu verspeisen – wohl bekomm's! Vornehmer wird der Popel mit dem Taschentuch entfernt, nachgeschneuzt und im Taschentuch verwahrt – auch nicht ganz appetitlich. Doch die Berührungsängste sind völlig unangebracht. Popel sind nichts weiter als das mit Staubpartikelchen eingedickte Nasensekret, das, weil es nun zu fest ist, nicht mehr durch den natürlichen Weg über die Zilien der Nasenschleimhaut abtransportiert wird, sondern „per Hand" entfernt werden muss. Geschieht dies nicht, verstopft die Nase so stark, dass keine Nasenatmung mehr möglich ist.

GERUCH UND GESCHMACK – DAS GEDÄCHTNIS UNSERER NASE

Doch die Nase ist nicht nur für das Atmen zuständig, sondern auch für das „Schmecken" (siehe *Seite 26*), da die in der Nase wahrgenommenen Düfte beim Essen als Geschmack empfunden werden. So gelangen beim Schlucken über den Nasenrachen Aromastoffe in die Riechregion. Die ca. 20 Millionen Riechzellen auf der Nasenschleimhaut nehmen sowohl diese Geruchsstoffe als auch die aus der Atemluft wahr. Dabei reagieren diese Zellen auf mehr als 10 000 Geruchsqualitäten, 200 verschiedene Gerüche werden unterschieden und erkannt. Wie dies genau funktioniert, haben die Wissenschaftler allerdings noch nicht klären können.
Menschen, die ihren Geruchssinn verloren haben, leben in einer faden Welt. Auch wenn uns diese Behinderung zunächst als nicht so schlimm erscheinen will, beschreiben die Betroffenen ihre Situation doch als äußerst qualvoll. Zudem ist ein solcher Zustand extrem gefährlich. So warnen uns üble Gerüche und Gestank z. B. vor dem Verzehr von verdorbenen Lebensmitteln.

Riechen ist ein Muss

Übrigens können wir uns weder vor Düften noch vor Gestank schützen. Während wir bei unangenehmen Lichteindrücken die Augen schließen, gelangen Gerüche ungebremst in unsere Nase. Für ein paar Sekunden kann die Nase natürlich zugehalten werden, genauer gesagt werden dazu die Nasenlöcher zusammengedrückt, doch langfristig gibt es leider kein Entrinnen.

Der Gebrauch von Eau de Toilette und parfümierter Kosmetik hat in den letzten Jahren enorm zugenommen. Bei so manchem Restaurantbesuch sorgt unser parfümiertes Gegenüber dafür, dass die edlen Speisen in ihrem vielseitigen Geschmacksbouquet gar nicht mehr wahrgenommen werden können. Fatal ist dabei, dass die „duftende" Person ihren eigenen Geruch nicht mehr wahrnimmt, da hier der Reiz durch einen Gewöhnungseffekt überlagert ist. Umso wichtiger ist es, beim Gebrauch von Düften sparsam zu sein, nach dem Motto, weniger ist mehr. Dies ist auch insofern sehr wichtig, da in letzter Zeit bei empfindlichen Personen vermehrt schwere Asthmaanfälle durch „reizende" Düfte von Mitmenschen verursacht wurden.

Gerüche können sowohl angenehme als auch unangenehme Gefühle in uns hervorrufen. So mancher spezielle Duft erinnert uns schlagartig an eine Situation aus der Kindheit. So betrat ich, Ellen Norten, kürzlich noch einmal die Schule, die ich vor vielen Jahren besucht hatte. Vieles hatte sich verändert, war umgebaut worden, und ich hätte das Gebäude wahrscheinlich kaum wiedererkannt, wenn da nicht dieser spezielle Geruch gewesen wäre. Schlagartig sah ich mich wieder als Schülerin, die im Flur versuchte, einer unangenehmen Lehrerin aus dem Weg zu gehen. Ein Duft reichte hier, um eine ganze Folge von Erinnerungen wachzurufen, die ich für längst vergessen gehalten hatte. Übrigens ist dies ein altbekanntes Phänomen. So beschreibt dies auch der französische Schriftsteller Marcel Proust sehr ausführlich in seinem Werk „Eine Liebe von Swann".

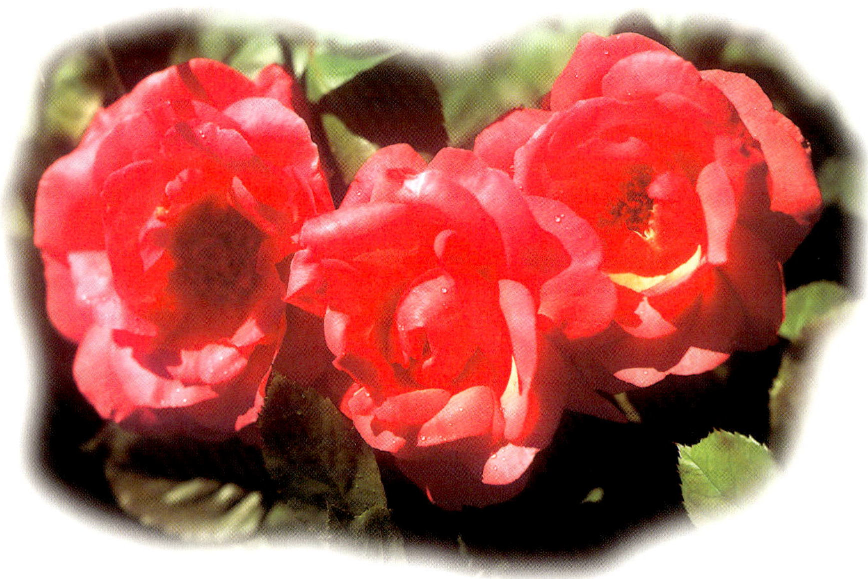

Die Rose ist wohl das Sinnbild eines guten Dufts.

Den kann ich nicht riechen ... – vom Duft der Sexualpartner

Die Redewendung „Den kann ich nicht riechen" meint eigentlich keinen konkret wahrgenommenen Geruch, sondern besagt lediglich, dass der bewusste Mensch auf den Beschreiber äußerst unsympathisch wirkt. Menschen, die wir so charakterisieren, haben kaum Chancen, sich von dem Negativimage, das wir ihnen zugedacht haben, zu befreien. Doch obwohl der Körpergeruch oftmals gar nicht bewusst wahrgenommen wird, kann er dennoch eine Rolle spielen, nämlich bei der Wahl des Partners.

Früher steckte sich mancher Mann ein so genanntes Schweißtüchlein in die Hemdtasche, bevor er zum Tanzen ging. Mit diesem Tuch hatte er zuvor seinen frischen Männerschweiß unter der Achsel aufgenommen, erst dann hatte er sich gewaschen. Das Tüchlein verströmte nun den ganzen Abend einen ganz leichten Duft, der auf die Frauen anziehend wirkte, die diesen Mann gut riechen konnten. Nach dem kürzlich erschienenen Atlas zum menschlichen Sexualverhalten (The Penguin Atlas of Human Sexual Behavior 2000) soll bei 48 % der Menschen der Geruch des Sexualpartners eine wichtige Rolle spielen. Eine Mischung aus künstlichen und natürlichen Düften turnt immer noch 46 % an. Reiner Parfümgeruch ist dagegen personenunabhängig und für die zwischenmenschlichen Kontakte kaum entscheidend.

Auch bei den Insekten, insbesondere bei den Schmetterlingen, spielen natürliche Geruchsstoffe eine zentrale Rolle für die Paarung. Zunächst muss das Männchen nämlich das Weibchen finden. Um ihm den

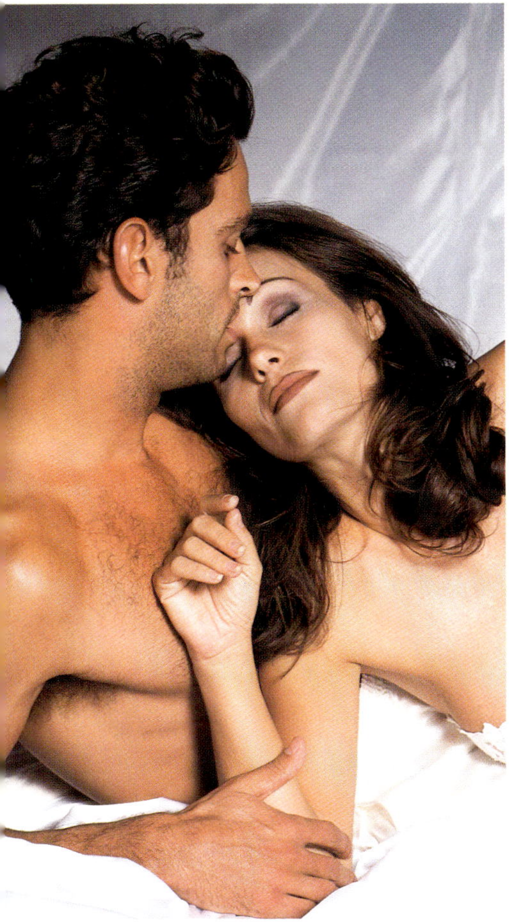

Wer sich liebt, der kann sich gut riechen. Grund dafür ist unser Unterbewusstsein, das einen passenden Partner für uns aussucht: Menschen, die für uns gut riechen, haben ein Immunsystem, das unserem eigenen nicht ähnlich ist, sodass auf unsere Nachkommen eine breite Vielfalt übertragen wird. Die Überlebenschancen steigen. Menschen, die wir nicht riechen können, haben oft ein ähnliches Immunsystem wie wir, schlechtere Chancen für den Nachwuchs.

Weg zu weisen, gibt das Weibchen spezielle Lockstoffe, so genannte Pheromone, ab. Das Männchen ortet diese noch in kilometerweiter Entfernung mit seinen Antennen und folgt der Duftspur zur begehrten Partnerin. Beim Zusammentreffen kommt es dann zur Paarung.

Riechen bzw. chemische Wahrnehmung haben schon in der Frühzeit der Erdgeschichte, nämlich bereits bei den Einzellern, eine bedeutende Rolle gespielt, die auf diese Weise auf Umgebungsreize reagieren, z. B. mit einem Ortswechsel.

WENN DIE NASE ZU IST

Bei Infektionen der Nasenschleimhäute, aber auch bei chronischen Nasennebenhöhlenentzündungen schwellen diese an, es wird zusätzliche Flüssigkeit aus den Gefäßen abgegeben, und Schleim verstopft die Nase. Deshalb müssen wir uns vermehrt die Nase putzen. Die Schwellung der Schleimhäute, gepaart mit der vermehrten Flüssigkeitsabsonderung sorgt dafür, dass eines oder gleich beide Nasenlöcher verstopfen. Es gibt Mittel und Wege, diesen unangenehmen Zustand zu beenden, doch leider sind einige davon recht gefährlich, da sie die Schleimhaut schädigen und in die Abhängigkeit führen können.

Hilfe durch Nasentropfen

Schnell Abhilfe gegen eine verstopfte Nase versprechen Nasentropfen, die in der Apotheke ohne Rezept erhältlich sind. In der Regel handelt es sich um wässrige Lösungen von Xylometazolin-Hydrochlorid oder verwandten Verbindungen wie Oxymetazolin-Hydrochlorid, Tetryzolin-Hydrochlorid, Naphazolin-Hydrochlorid, Tramazolin, Balkis, Caltheon, Dorenasin, Ellatun, Em-Eukal Nasenspray, Farial, Gelonasal, Imidin N, mentopin, Nasan, NasenSpray E-, NasenGel-, NasenSpray K-, NasenTropfen E/-K ratiopharm, Nasengel AL, Nasentropfen AL, Nasenspray AL, Nasivin, Olynth, Otalgicin, Otriven, Piniol Nasenspray, Privin, Rapako xylo, Rhinex, Rhinopront, Rhinospray, schnupfen endrine, stas Nasenspray und -tropfen, Tetrilin, Tyzine, Wick Sinex Lösung, Xylo. Sie alle bewirken ein schnelles und zuverlässiges Abschwellen der Nasenschleimhaut und sind deshalb sehr erfolgreich.

Ihr Nachteil: Die Nase gewöhnt sich binnen weniger Tage an den Wirkstoff. Der Betroffene muss trotzdem die Behandlung spätestens nach einer Woche beenden, denn sonst wird er ohne das Medikament keine freie Nase mehr bekommen. Leider gibt es viele Menschen, die seit Jahrzehnten täglich mehrfach Nasentropfen bzw. -spray verwenden. Durch diesen Dauergebrauch werden die Nasenschleimhäute schwer geschädigt, am Ende steht die so genannte „Stinkenase", bei der der Betroffene ständig einen üblen Geruch wahrnimmt. Die Nasenschleimhaut hat sich zu diesem Zeitpunkt nämlich so weit zersetzt, dass grünlich-bräunliche Borken entstehen, die den Gestank erzeugen. Neben den Gesundheitsproblemen entstehen dem Abhängigen auch noch enorme Kosten, denn ein Fläschchen reicht oft nicht mal eine Woche und kostet um die 7 DM.

Um sich von der Abhängigkeit zu befreien, sind Nasentropfen mit Salz oder Nasenspüllösungen (siehe *Seite 76*) sehr gut geeignet. Trockene Nasenschleimhäute können zudem mit etwas Olivenöl befeuchtet werden. Zu Beginn der Entwöhnung sollte die Spüllösung außer Salz noch ein bis zwei Tropfen der verwendeten Nasentropfen enthalten. Zusätzlich darf jetzt natürlich nicht mehr getropft werden. Nach ein bis zwei Tagen sollte dann auf die klassische Spülung mit Salz umgestiegen werden. Ist dieser Schritt geschafft, ist die Abhängigkeit beseitigt.
Um den „Entzug" zu erleichtern, kann zunächst auch erst ein Nasenloch und später das zweite entwöhnt werden. Unterstützt werden kann die Maßnahme durch Bromelain-Tabletten aus der Apotheke (Bromelain POS, Wobenzym usw.). Dieses Enzym aus der Ananas wirkt abschwellend und hat einen günstigen Einfluss auf die Schleimhäute. Natürlich kann auch begleitend frische Ananas gegessen werden.
Um zukünftig kein neues Risiko einzugehen, sollten auch im Krankheitsfall die abhängig machenden Nasentropfen gemieden werden.

Wir haben verschiedene Rezepte entwickelt, die garantiert nicht abhängig machen und eine gute Hilfe bei Erkältung und Schnupfen darstellen. Sie können unsere wässrigen Nasentropfen auch in eine alte, leere und saubere Nasensprayflasche füllen und als Spray verwenden.

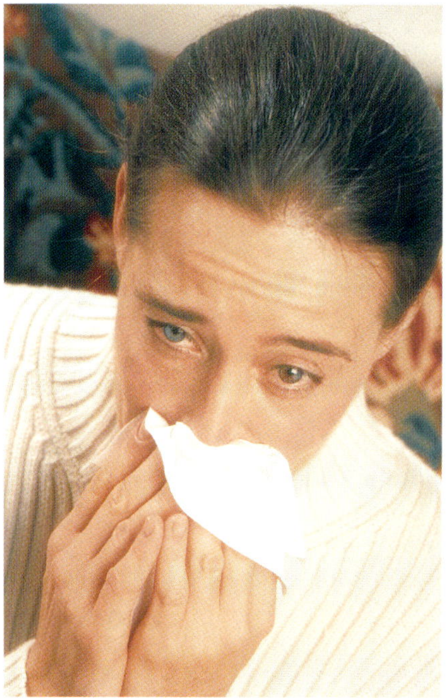

Mit einer verschnupften Nase wehrt sich der Körper gegen Infektionen.

Meri-Nasentropfen für freie Nasen

15 g	Salzlösung
1 Tr.	Meristemextrakt
1 Tr.	D-Panthenol

Zunächst wird die Salzlösung hergestellt. Da diese physiologisch dem Salzgehalt des Körpers entsprechen soll, ist ihre Salzkonzentration sehr gering. Um die kleine Salzmenge trotzdem genau dosieren zu können, wird eine eigentlich nicht gebrauchte größere Menge Lösung hergestellt, von der dann nur ein kleiner Teil wirklich verwendet wird: 9 g Salz (ca. 1 gut geh. TL) in 1 l frisch abgekochtem Wasser lösen. 15 ml der erkalteten Salzlösung abnehmen und dazu Meristemextrakt und D-Panthenol geben. Pro Nasenloch ein bis zwei Tropfen bis zu viermal am Tag einflößen. Nasentropfen nur bis zum Ende der Erkältung, maximal zwei Wochen, verwenden. Die Tropfen wirken entzündungshemmend, antiallergisierend und befeuchtend.
Tipp: Nehmen Sie statt des Meristemextrakts und D-Panthenol einen Tropfen Aloe Vera 10fach. Diese Nasentropfen befeuchten die Schleimhäute besonders gut und sind ebenfalls bis zu zwei Wochen nach der ersten Anwendung haltbar. Eine angenehme Wirkung erzielt auch bereits die reine Salzlösung.

Loro-Nasentropfen gegen Borken

1 Tr.	Lorbeeröl (*Laurus nobilis*)
20 g	Olivenöl

Lorbeeröl in das Olivenöl rühren und die Mischung in eine Pipetteflasche füllen. Pro Nasenloch bei Bedarf einen Tropfen nehmen. Die Nasentropfen mit Öl sind ca. drei Wochen haltbar. Sie eignen sich wegen des fetten Öls besonders gut zur Behandlung von Krusten und Borken in der Nase. Lorbeeröl wirkt antiinfektiös und leicht abschwellend, kann aber bei empfindlichen Personen leicht brennen.

Freie Nasen für Schnarcher

Auch wenn das Schnarchgeräusch weitgehend über Mund und Rachen erzeugt wird, spielt die Nase hierbei eine nicht zu unterschätzende Rolle. Meist bekommt der Körper des Schläfers nämlich nicht genug Luft durch die Nase, sodass durch den Mund geatmet wird, was dem Schnarchen zuträglich ist.

Nachts im Tiefschlaf erschlafft die Muskulatur der Zunge und des Rachens. Wenn die Zunge und der weiche Gaumen dabei nach hinten sinken, werden die Luftwege verengt. Beim Atmen geraten die erschlafften Teile ins Vibrieren und erzeugen den durchdringenden Schnarchton. Doch das ist nicht bei allen Menschen die Konsequenz.

Faktoren, die das Schnarchen begünstigen, sind Übergewicht, Rauchen und vor allem der Alkoholgenuss am Abend. Alkohol führt nämlich dazu, dass die Muskulatur noch schneller und stärker erschlafft. Den gleichen Effekt können auch Schlaftabletten haben.

Schnarchen ist aber nicht nur lästig, sondern kann sogar sehr gefährlich werden. Starke Schnarcher sind nämlich besonders gefährdet, eine so genannte Schlaf-Apnoe zu entwickeln. Dabei rutscht die Zunge immer weiter nach hinten, bis sie schließlich mit den anderen erschlafften Weichteilen im Rachen die Luftröhre komplett blockiert. Jetzt setzt der Atem aus, die Apnoe beginnt. Das Hirn schlägt Alarm, weil es nicht genügend Sauerstoff bekommt und schüttet das Stresshormon Adrenalin aus. Dadurch wird der Schnarcher aus dem Tiefschlaf gerissen. Der Muskeltonus steigt an, die Zunge hebt sich und die Luft kann wieder frei durch die Atemwege strömen. Solche Atemaussetzer kommen bis zu 500-mal pro Nacht vor und dauern zwischen einigen Sekunden und immerhin drei Minuten an. Unser Körper wird durch den Sauerstoffmangel stark belastet und der Schlaf erheblich gestört. Bei solch schweren Symptomen sollte auf jeden Fall ein Hals-Nasen-Ohren-Arzt aufgesucht werden.

Ringe und Pflaster für die Nase

Eine sanfte Möglichkeit, das Schnarchen zu verhindern, ist, sich vom Arzt eine spezielle Nasenklammer anpassen zu lassen. Diese wird abends in die Nase eingesetzt, um die Luftzufuhr zu verbessern. Auch ein so genanntes Nasenpflaster, das ist ein elastisches Kunststoffband, kann stramm quer über den Nasenrücken geklebt werden und über die Zugwirkung die Nasenlöcher weiten und stabilisieren. Unterstützen lässt sich die Maßnahme noch durch unsere Meri-Nasentropfen (siehe *Seite 72*), die für eine freie Nase sorgen. Falls der Schläfer dennoch durch den Mund atmet, kann hier auch eine Korrektur der Kieferhaltung helfen. Aufbeißschienen (siehe *Seite 52*), die den Unterkiefer nach vorne schieben, sorgen dafür, dass der Mundraum auf diese Weise vergrößert wird und die Zunge beim Erschlaffen nicht mehr den Rachenraum verschließt.

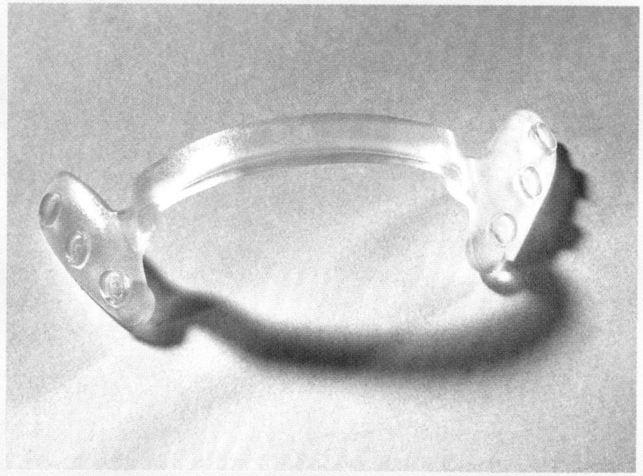

Diese spezielle Nasenklammer wird in die Nase eingesetzt, um die Luftzufuhr zu erleichtern und das Schnarchen zu unterbinden.

Manchmal bringt die Entfernung der Rachenmandeln oder etwaiger Polypen den gewünschten Erfolg. Eine relativ neue Methode besteht darin, verschiedene Stellen des weichen Gaumensegels mit dem Laser operativ zu verschmoren. Die Wunden vernarben und die Narbenplatte verhindert, dass das Gaumensegel während des Schlafes so weit erschlafft, dass es vibriert.

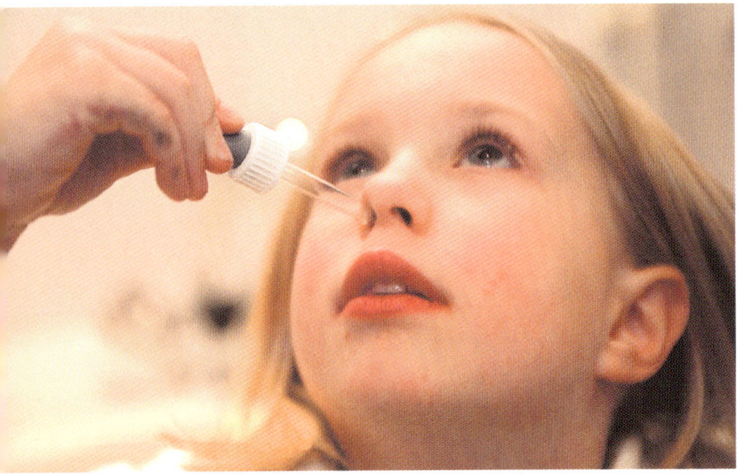

Auch kleine Kinder können bei häufigem Gebrauch abhängig von Nasentropfen werden.

Nasi-Gel gegen entzündete Schleimhäute	
20 ml	Salzlösung (Herstellung siehe „Meri-Nasentropfen" *Seite 72*)
¾ Messl.	Xanthan
10 ml	Glycerin
evtl. 1 Tr.	Lavendelöl (*Lavandula angustifolia*)
1 Tr.	Kamillenextrakt
1 Tr.	D-Panthenol

20 ml Salzlösung in ein Becherglas geben und Xanthan in winzigen Portionen auf die Oberfläche streuen und einrühren, bis ein glitschiges Gel entstanden ist. Glycerin, Lavendelöl – falls als Geruchsgeber erwünscht –, Kamillenextrakt und D-Panthenol zusammengeben, ins Gel rühren und in einen kleinen Tiegel füllen. Bei Bedarf ein knapp erbsengroßes Stück in jedem Nasenloch verteilen. Das Gel wirkt befeuchtend und entzündungshemmend, ist ca. 2 Wochen haltbar und eine Alternative für die Menschen, die ungern Flüssigkeiten in die Nase träufeln .

Nasi-Salbe für wunde Nasen	
10 ml	Avocadoöl
3 g	Fluidlecithin Super
3 g	Bienenwachs
1 Tr.	Eukalyptusöl (*Eucalyptus globulus*)
1 Tr.	Thymianöl (*Thymus vulgaris*)
1 Tr.	Latschenkiefernöl (*Pinus montana ssp. mugo*)
1 ml	Kamillenextrakt

Avocadoöl, Fluidlecithin und Bienenwachs in einem feuerfesten Gefäß schmelzen und kalt rühren. In die erkaltende Mischung ätherische Öle und Kamillenextrakt geben. Nasensalbe in einen kleinen Tiegel füllen. Die Nasensalbe eignet sich besonders für den äußeren Bereich der Nasenlöcher und die umgebende Haut. Sie versorgt wunde und trockene Stellen, die insbesondere bei längerem Schnupfen entstehen. Die Nasensalbe ist unkonserviert und sollte deshalb nur für die Behandlung eines Schnupfens (ca. 1 Woche) benutzt werden.

Die Pütz-Methode

Diese Methode ist so genial und simpel, dass sie zu Ehren des Erfinders „Pütz-Methode" getauft wurde. Man träufelt einfach ein bis zwei Tropfen eines ätherischen Öls oder eines Ölgemischs auf die Mitte eines 5 x 5 Zentimeter großen Papiertaschentuchs und knüllt es so zusammen, dass das Öl innen eingeschlossen ist. Auf diese Weise wird verhindert, dass das ätherische Öl unmittelbar mit den empfindlichen Nasenschleimhäuten in Berührung kommt. Diese „Inhalationskügelchen" steckt man sich vor dem Einschlafen in die Nase. Während der Nacht atmet man dann die ätherischen Öle in konzentrierter Form ein. Wenn der Schnupfen schon fortgeschritten ist, empfiehlt sich diese Behandlung auch am Tage. Dann sollte das Kügelchen allerdings mehrmals am Tag, sobald es vollgesogen ist, gegen ein frisches ersetzt werden.

Inhalation mit heißem Dampf

Wie bereits erwähnt, sind ätherische Öle wasserdampfflüchtig, d. h. sie verdunsten zusammen mit Wasserdampf. Diese Eigenschaft kann man sich auch bei der Inhalation zunutze machen. Der Dampf befeuchtet die Schleimhäute, zusammengeklebte Schleimsekrete und Krusten werden dadurch gelöst. Auch zähflüssiger Schleim, der dem Abtransport von Schadstoffen dient, wird verflüssigt und leichter ausgeschieden. Verstärkt wird diese lösende Wirkung durch die richtigen ätherischen Öle bzw. eine Ölmischung.

Die Öle haben nicht nur lokale Wirkung, sondern gelangen auch über die Schleimhäute von Nase, Mund und Bronchien leichter ins Körperinnere, entwickeln also eine Tiefenwirkung. Gerade bei Krankheiten, die leicht ins Chronische tendieren, wie z.B. Nasennebenhöhlenentzündungen oder eine langwierige Bronchitis, ist das Zusammenspiel zwischen Heilwirkung und Wärme geradezu ideal. Außerdem entsteht, sofern die Wasserdampftemperatur gerade noch erträgliche 50 °C erreicht, ein für die außerordentlich temperaturempfindlichen Viren ein ungünstiges Milieu, sie sterben ab. Die Hobbythek hat bereits vor einiger Zeit einen Heildampfinhalator initiiert, mit dem geeignete ätherische Öle wie Thymian oder Eukalyptus inhaliert werden können. Einen günstigen Einfluss nehmen auch salzhaltige Nebel.

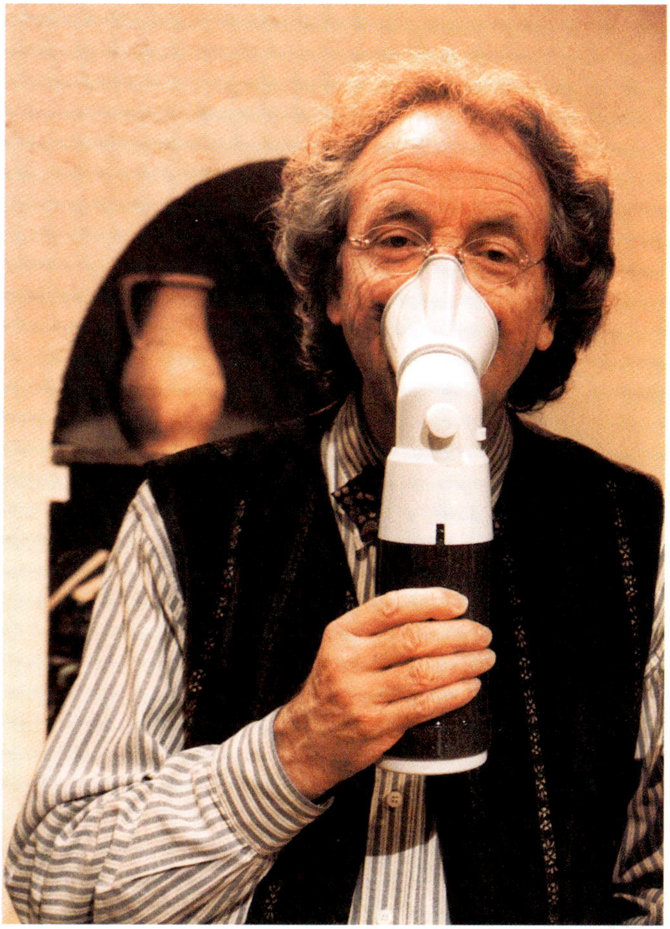

Besonders praktisch ist dieser Heildampfinhalator.

Eine Dusche für die Nase

Eine fast vergessene, aber äußerst effektive Methode, Verstopfungen aus der Nase zu befördern, ist die Nasendusche. Das System nutzt die Verbindung der beiden Nasenlöcher im oberen Nasenbereich. Schon seit Jahrtausenden sollen indische Yogis ihre Nase durch Aufziehen von Flusswasser aus der hohlen Hand gereinigt haben. Mit speziellen Spülgefäßen ist dieses Verfahren aber weitaus einfacher zu handhaben.

Die moderne Nasendusche besteht heute aus Kunststoff. Es handelt sich um eine 250-ml-Flasche, die unten eine kleine, für ein Nasenloch passende Düse besitzt. Von oben wird nun die Spüllösung eingefüllt. Der Deckel hat ein kleines Loch, über das mit dem Finger das Ausströmen der Flüssigkeit einfach und bequem geregelt werden kann. Die Düse wird in das Nasenloch gesteckt und los geht's. Der Druck kann noch durch leichtes Zusammenquetschen der Flasche erhöht werden. Normalerweise gerät die Flüssigkeit nicht in den Rachen, wird also nicht geschluckt, sondern tritt aus dem anderen Nasenloch wieder aus. Dabei lösen sich Borken, Schleim und Schmutzpartikel. Am Ende ist die Nase rein und hoffentlich wieder frei. Der Hersteller der Nasendusche empfiehlt diese Prozedur ein- bis zweimal am Tag. Das halten wir bei gesunden Menschen für übertrieben – schaden kann es allerdings nicht.

Diese Behandlung empfehlen wir Menschen, die leicht zu Erkältungen oder Borkenbildung neigen, die in staubbelasteter Luft arbeiten, deren Nasenschleimhäute durch Heuschnupfen belastet sind oder die einfach so anfällig für Erkältungen sind. Da reines Wasser ja bekanntlich leicht austrocknend wirkt – das merken wir z. B. nach dem

Händewaschen –, muss der Spüllösung, die warm sein sollte, etwas Salz zugesetzt werden. Vor und nach der Anwendung sollte die Nasendusche gründlich mit heißem Wasser gereinigt werden.

Nasenspüllösung „Nase frei"

½ TL	Kochsalz
250 ml	warmes Wasser

Salz im Wasser lösen, in die Dusche füllen und sofort verwenden. Statt Kochsalz kann auch Meersalz oder ein Solesalz wie Emser oder Bad Reichenhaller Salz verwendet werden. Die Spülung verbessert die Nasenatmung und befeuchtet die Schleimhäute.

Nasenspüllösung gegen Entzündungen

½ TL	Kochsalz
250 ml	warmes Wasser
10 Tr.	D-Panthenol

Salz im warmen Wasser lösen, D-Panthenol zugeben. Lösung in Dusche geben und sofort spülen.

Nasenspüllösung gegen Staub in der Nase

½ TL	Kochsalz
250 ml	warmer grüner Tee

Salz in grünem Tee lösen. Lösung in die Dusche geben und sofort verwenden.

Nasenbluten

Beim häufigen Nase putzen kann es passieren, dass auf einmal Blut im Taschentuch ist. Die nasenlochnahe innere Schleimhaut ist von einem dichten Netz von Blutgefäßen durchzogen, das sehr leicht verletzt werden kann. Bei Menschen, die an Bluthochdruck oder Arteriosklerose leiden, blutet die Nase auch ohne äußeren Anlass leicht, während der Menstruation oder der Schwangerschaft reagiert die Nase ebenfalls besonders empfindlich. Nasenbluten ist normalerweise nicht gefährlich. Den Kopf sofort leicht zurücklegen, das Nasenloch darf dann von außen mit den Fingern zusammengedrückt werden. Unterstützend wirkt eine eiskalte Kompresse im Nacken, die die Blutgefäße zusammenzieht und so die Blutung mindert. Falls das Nasenbluten jedoch ohne die genannten Gründe auftritt, sollte ein Arzt konsultiert werden. Hier kann eine Infektionskrankheit, wie z. B. Scharlach, im Anmarsch sein, vielleicht handelt es sich aber auch um einen bisher nicht erkannten Bluthochdruck, der gegebenenfalls behandelt werden muss.

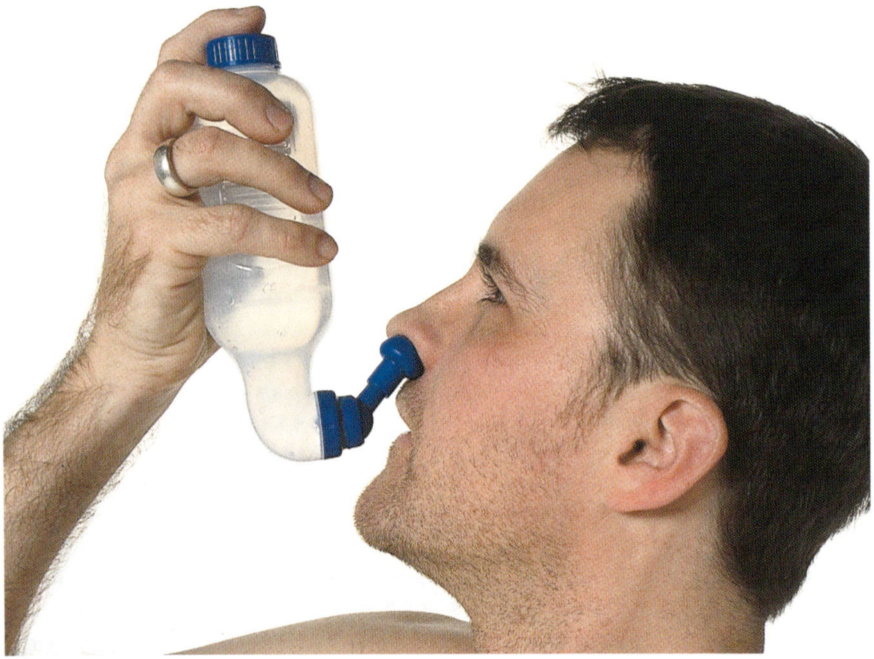

Mit einer Nasendusche können Sie unsere Nasenspülungen ganz leicht anwenden.

Latschenkiefernöl, Rosmarinöl und Zitronenöl in einem Wasserverdunster bereichern unsere Atemluft auf angenehme Weise.

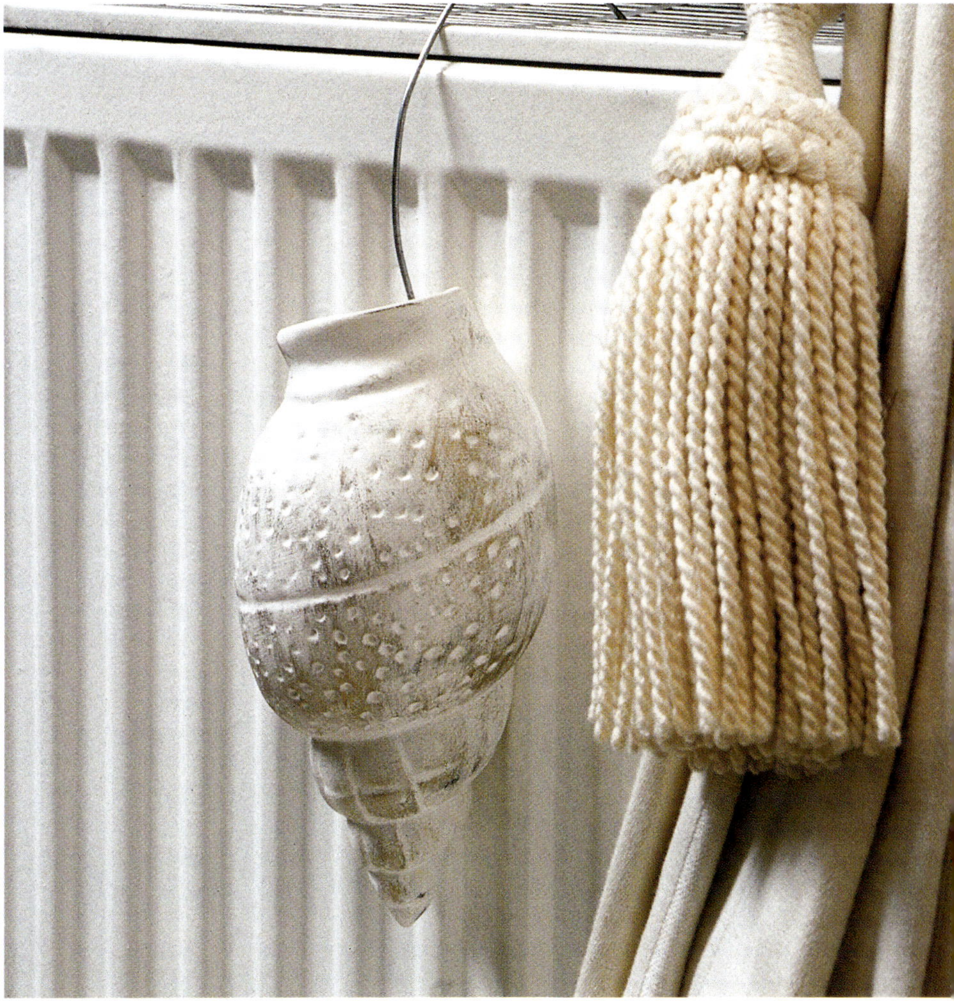

„GUTE" LUFT ATMEN

Ein Grund, warum der Winter eine bevorzugte Zeit für Erkältungskrankheiten ist, liegt darin, dass die trockene Heizungsluft die Schleimhäute in Mund, Nase und Rachen austrocknet. Durch diese Schädigung werden sie anfällig für Erkältungserreger und Grippeviren. Mit einem Luftbefeuchter kann die Zimmerluft sehr einfach und schnell verbessert werden. Im Handel gibt es diverse Schalen und Gefäße, die sich mit Wasser gefüllt am oder auf dem Heizkörper befestigen lassen und so für eine Verbesserung des Raumklimas sorgen. Das Wasser in diesen Gefäßen verdampft recht schnell, deswegen sollten sie an kalten Tagen mindestens einmal am Tag aufgefüllt werden. Um den positiven Effekt auf die Atemwege noch zu unterstützen, können dem Wasser ätherische Öle zugesetzt werden:

Frischer Duft für Heizungsluft

1 Teil	Latschenkiefernöl (*Pinus montana ssp. mugo*)
1 Teil	Rosmarinöl (*Rosmarinus officinalis*)
1 Teil	Zitronenöl (*Citrus limon*)

Einige Tropfen der Mischung in den Verdunster geben, fertig. Das ätherische Öl mischt sich nicht mit dem Wasser, sondern schwimmt an der Oberfläche und verdunstet von dort.

Das Ohr – Wunderwerk der Natur

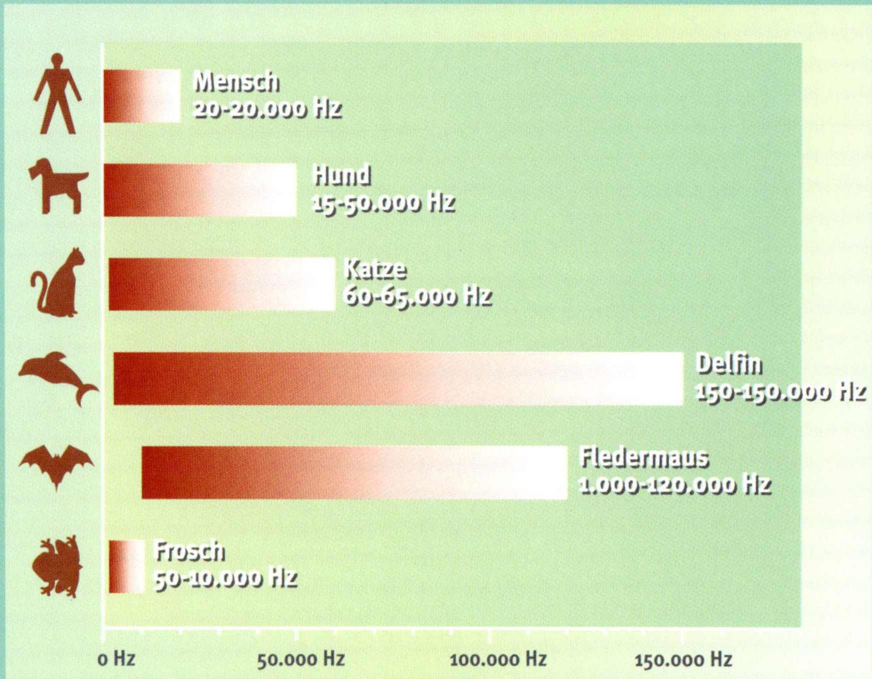

Die Hörfähigkeit einiger ausgewählter Tiere und des Menschen.

Unsere Ohren sind entwicklungsgeschichtlich älter als die Augen, sie sind sensibler und sie verfügen über einen höchst wirkungsvollen Aufbau. Ihre Vorläufer in der Evolution muss man sich als primitive „Wellenempfindungsorgane" vorstellen. Wassertiere, die vor vielen Millionen Jahren in den Urmeeren schwammen, brauchten Methoden, um Feinde möglichst früh zu erkennen. Da in dieser Phase der Evolution niemand Augen hatte, orientierten sich alle an den Druckwellen schwimmender Tiere. Dies ist vergleichbar mit dem Tastsinn, dessen Organ genau genommen über die gesamte Haut verteilt ist und mit dem bestimmte Fischarten noch heute Freund und Feind orten und unterscheiden. Zunächst genügte dieser simple Entfernungsinn, später, als die ersten Wassertiere das Land eroberten, zeigte er gravierende Mängel. Die durch die Luft transportierten Druckwellen haben nämlich eine wesentlich geringere Energie, sodass die Haut sie nicht mehr registrieren kann. Ein neues, speziell für diese Bedürfnisse ausgelegtes „Wellenempfindungsorgan" musste her: das Ohr. Grundsätzlich verfolgte die Natur dabei den Grundsatz: Je leisere Töne der Einzelne registriert und je breiter das Spektrum der gerade noch wahrnehmbaren Frequenzen, desto besser! Wir Menschen liegen dabei gerade mal im unteren Mittelfeld.

HÖREN – VOM SCHALL ZUM HIRN

Hören ist ein höchst komplizierter Vorgang. Voraussetzung ist zunächst einmal Schall, den man sich als mechanisch schwingende Luft vorstellen muss, die ihrerseits die sie umgebende Luft in Schwingung versetzt und so weiter. Die Geschwindigkeit dieses Schalltransports beträgt dabei etwa 330 Meter pro Sekunde. Trifft der Schall nun auf die Ohrmuschel eines Menschen, passiert Folgendes: Die besondere Form der Ohrmuschel reflektiert den Schall auf das Trommelfell, das durch den Druckunterschied vibriert und seinerseits den Schall über die Gehörknöchelchen Hammer, Amboss und Steigbügel weiterleitet zum Ovalen Fenster, das ist eine winzige Membran, die das Mittelohr vom Innenohr trennt. Weil das Ovale Fenster kleiner ist als das Trommelfell, verstärkt es den Schall, und zwar um das 22fache. Am Übergang vom Mittel- zum Innenohr passiert dann Entscheidendes: Die Schallwellen werden in Flüssigkeitswellen umgewandelt. Diese Flüssigkeitswellen wandern in die Cochlea, das ist ein tief im Schädelknochen liegender flüssigkeitsgefüllter Kanal, der wegen seiner markanten Form auch Schnecke heißt. Die Cochlea ist im Inneren in drei Kompartimente unterteilt. Zwischen den beiden äußeren Kompartimenten (Scala tympani und Scala vestibuli) besteht über das Helicotrema, einer Öffnung nahe der Spitze, eine Verbindung. Zwischen diesen beiden Kompartimenten befindet sich die Scala media, die durch die Basilarmembran und die Reissnersche Membran gegen die anderen Kompartimente abgegrenzt ist. Die Basilarmembran enthält winzige Haarzellen, die sich abhängig von der Schwingung bewegen. Dadurch entstehen elektrische Impulse, die wiederum an den Hörnerven weitergeleitet werden. Von dort wandern sie ins Gehirn, das die akustische Information verarbeitet.

Akustische Informationen besitzen unterschiedliche Eigenschaften, vier haben besondere Bedeutung:

- die Lautstärke;
- die Frequenz – gesunde Ohren junger Menschen nehmen zwischen 20 und 20 000 Hertz wahr;
- die Dauer – wie lange der Ton anhält;
- der Frequenzcocktail – welche Ober- und Untertöne mitschwingen.

Aus diesen vier Grundinformationen analysiert das Gehirn den steten Strom akustischer Eindrücke. Vorausgesetzt natürlich, die Ohren funktionieren einwandfrei, wobei die Ohrenpflege eine wichtige Rolle spielt.

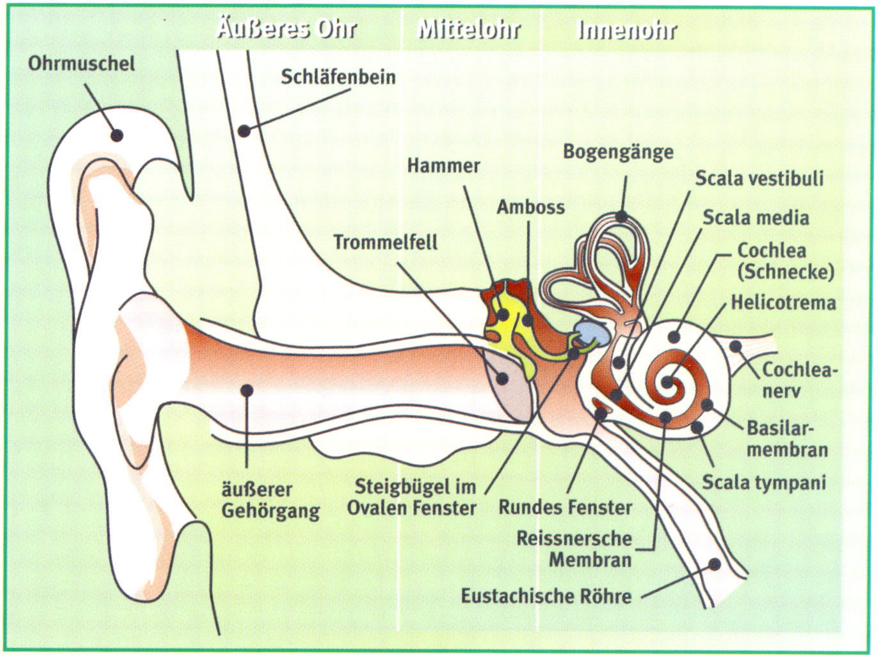

Schematische Darstellung des Ohrs.

RICHTIGE PFLEGE FÜR DAS OHR

Während das Innenohr unzugänglich ist und praktisch nur über ausreichenden Lärmschutz (siehe *Seite 84 f.*) „gepflegt" werden kann, ist das äußere Ohr, speziell der Gehörgang, auf eine gewisse Pflege angewiesen. Allerdings ist die richtige Pflege gar nicht so einfach, wie wohl fast jeder schon einmal gemerkt hat, wenn sich Wasser im Gehörgang festsetzt. Mit einem Handtuchzipfel oder einem Taschentuch lässt sich dieses nur mit Mühe wieder heraussaugen. Wasser bereitet im Ohr leicht Schwierigkeiten, deshalb sollten lediglich die Ohrmuscheln sehr vorsichtig mit Wasser gewaschen werden, für den Innenbereich, also den Gehörgang, ist dies nicht nötig, da er sich von alleine reinigt. Wer es nicht sein lassen mag, sollte ihn höchstens einmal mit etwas lauwarmem Wasser ausspülen.
Doch gerade im Sommer kann z. B. beim Baden immer wieder Wasser ins Ohr gelangen. Erschwerend kommt hier hinzu, dass die Gehörgänge beim Schwimmen oder Tauchen durch gechlortes Wasser besonders gereizt werden. Dies ist einer der Gründe für die gefürchteten Gehörgangsekzeme. Aber auch Stoffwechselstörungen oder starke Schuppenbildung können der Grund für den Juckreiz oder die Schmerzen im Ohr sein. Wer einmal beobachtet hat, wie viele Menschen sich regelmäßig kräftig im Ohr kratzen, weiß, wie verbreitet diese Ekzeme sind. Oft werden sogar Wattestäbchen, Bleistifte oder Kugelschreiber als Kratzwerkzeug benutzt – kein Wunder, dass die Beschwerden nach einer solchen Behandlung noch stärker werden.
Generell gilt, dass der Gehörgang nur mit dem trockenen kleinen Finger bearbeitet werden sollte, das reicht beim gesunden Ohr völlig aus.

Beim Schwimmen oder Haarewaschen sollten empfindliche Menschen ihre Ohren vor dem Wasser schützen. Dies kann mithilfe gewachster Watte aus der Apotheke geschehen oder – viel einfacher – Sie geben Olivenöl auf ein Watteböllchen. Noch besser ist das brasilianische Andirobaöl (siehe *Seite 59*) geeignet, da dieses

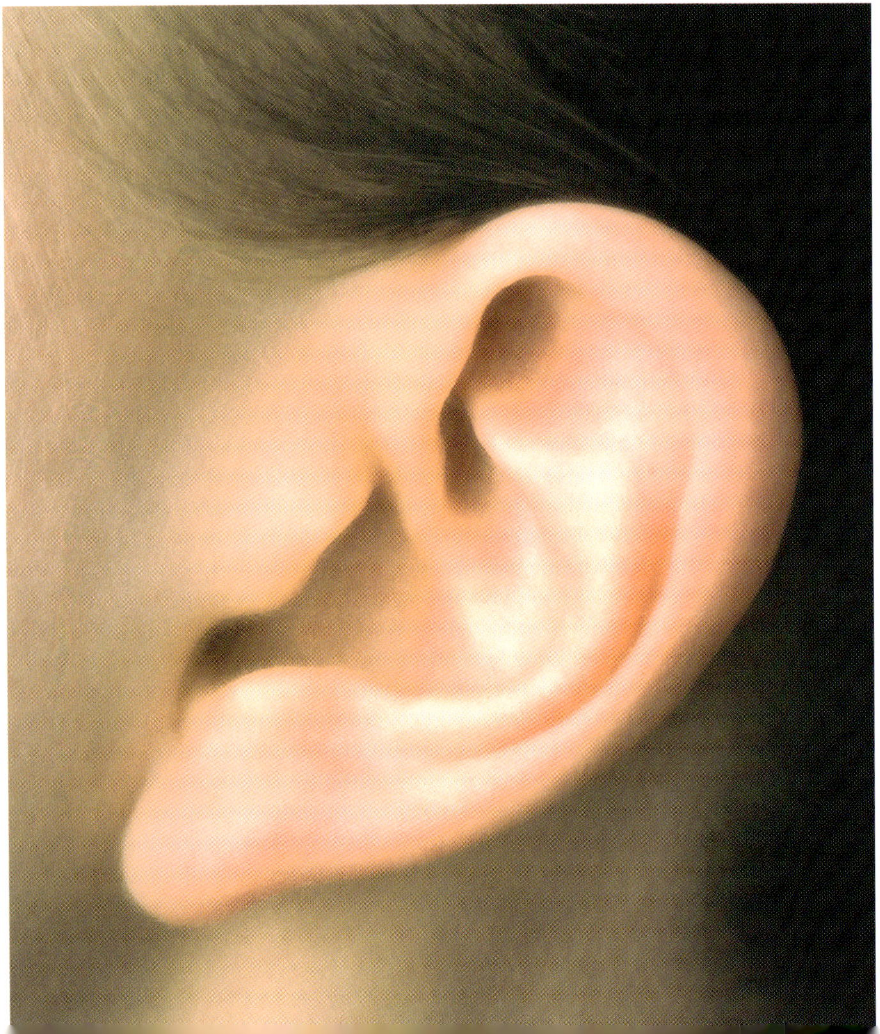

Normalerweise kann sich das Ohr selbst reinigen. Bitte den Gehörgang nicht mit einem Wattestäbchen säubern.

eine entzündungs- und leicht juckreizhemmende Wirkung hat. Öl auf das Wattebäuschchen geben, zu einer Kugel formen und in den Gehörgang einbringen.

Wenn es im Ohr juckt

Falls es jedoch schon zu Beschwerden gekommen ist, empfehlen wir folgende Behandlung:

Ohrenöl aus Australien gegen Ekzeme

5 ml	Teebaumöl (*Melaleuca alternifolia*)
5 ml	Olivenöl

Öle miteinander mischen und in eine dunkle Vorratsflasche füllen. Etwas Flüssigkeit mit dem Finger oder einem Wattebäuschen morgens und abends in den Gehörgang bringen.
Leider ist es sehr verführerisch, für diese Behandlung Wattestäbchen zu verwenden. HNO-Ärzte warnen jedoch ausdrücklich vor deren Gebrauch, da die Verletzungsgefahr sehr hoch ist. Wir wissen allerdings auch, dass diese berechtigte Warnung von den wenigsten Menschen ernst genommen wird. Deshalb hier unser Hinweis: Wenn Wattestäbchen verwendet werden, dürfen diese nur sehr vorsichtig an den Wänden entlang geführt werden und nicht zu tief in den Gehörgang gelangen. Andernfalls besteht die Gefahr, dass das Trommelfell verletzt oder Ohrenschmalz zu einem festen Verschlusspfropf (siehe *rechts*) gepresst wird.

Außerdem darf das Wattestäbchen nicht als Kratzhilfe gegen das Ohrjucken verwendet werden. Unser Ohrenöl gegen Ekzeme wirkt aufgrund des hohen Anteils an Teebaumöl besonders schnell. Für manche Menschen scheint es jedoch zu konzentriert und damit reizend zu sein. In unserem Ohrenöl gegen Juckreiz ist der Teebaumölanteil deshalb reduziert, statt dessen setzen wir hier auch auf die pflegende und beruhigende Wirkung des brasilianischen Andirobaöls (siehe *Seite 59*). Weitere Rezepte mit Teebaumöl finden Sie in dem Buch „Tausendsassa Teebaumöl" von Jean Pütz und Dr. med. Walter Boehres.

Ohrenöl aus Brasilien gegen Juckreiz

1 ml	Teebaumöl (*Melaleuca alternifolia*)
9 ml	Andirobaöl (*Carapa guianensis*)

Öle miteinander mischen und in eine dunkle Vorratsflasche füllen. Etwas Flüssigkeit mit dem Finger oder einem Wattebäuschchen, gegebenenfalls auch mit einem Wattestäbchen (*siehe links*) morgens und abends in den Gehörgang bringen.
Zur Nachbehandlung und Pflege des Gehörgangs eignet sich besonders gut reines Andirobaöl. Einfach abends in den Gehörgang bringen.

Ohrenschmalz

Das Zerumen oder Ohrenschmalz hat eine gelbliche bis braune Farbe, die auf Carotin in dem Sekret zurückzuführen ist. Ohrenschmalz wird durch die Schweißdrüsen und die Haarbalgdrüsen im Gehörgang produziert und nimmt Hautschüppchen, abgestoßene Härchen und Verunreinigungen aus dem Gehörgang auf. Auch wenn sich das etwas unappetitlich anhört, ist dies dennoch der natürliche Selbstreinigungsmechanismus des Ohrs. Das Zerumen gelangt normalerweise von alleine zum Ausgang, dort trocknet es ein und kann beim normalen Waschen entfernt werden.

Der Pfropf im Ohr

Es kann passieren, dass wir – insbesondere wenn unbeabsichtigt Wasser ins Ohr gelangt – innerhalb von wenigen Sekunden auf einem Ohr kaum noch oder sogar gar nicht mehr hören können. Dies kann im schlimmsten Fall einen gefährlichen Hörsturz anzeigen. Ein Hörsturz ist praktisch ein Infarkt im Ohr, der unbehandelt zu Schwerhörigkeit führt.
In den allermeisten Fällen führt aber eine Blockade des Gehörgangs zum Gehörverlust, an der wir nicht ganz unbeteiligt sind: Ein Pfropf aus Ohrenschmalz verriegelt dabei nämlich regelrecht das Ohr. Meist wurde das Zerumen vorher mit einem Wattestäbchen tief in den Gehörgang geschoben. Gelangt jetzt Wasser ins Ohr kann ein solcher Pfropf noch quellen und dann ist der Gehörgang zu. Leider ist es außerordentlich schwierig, diese Verstop-

fung alleine zu beheben. Eine Möglichkeit besteht darin, den Pfropf zunächst mit einer Flüssigkeit zu lösen:

Lösung für den Ohrpfropf

2 Tr.	Teebaumöl (*Melaleuca alternifolia*)
3 ml	Ethanol (70 %)
1 ml	Facetensid
2 ml	Glycerin
14 ml	frisch abgekochtes Wasser

Teebaumöl im Alkohol lösen, Facetensid, Glycerin und abgekühltes Wasser dazugeben und die Lösung in eine Pipetteflasche füllen. Einige Tropfen in den Gehörgang geben und das Ohr leicht massieren. Nach ca. 5 – 10 Minuten den Gehörgang mithilfe einer Ohrspritze aus der Apotheke mit warmem Wasser und Druck spülen. In den meisten Fällen wird der Pfropf nun gelöst und herausgespült. Jetzt das Ohr gut abtrocknen. Falls die Behandlung nicht hilft, muss ein HNO-Arzt aufgesucht werden.

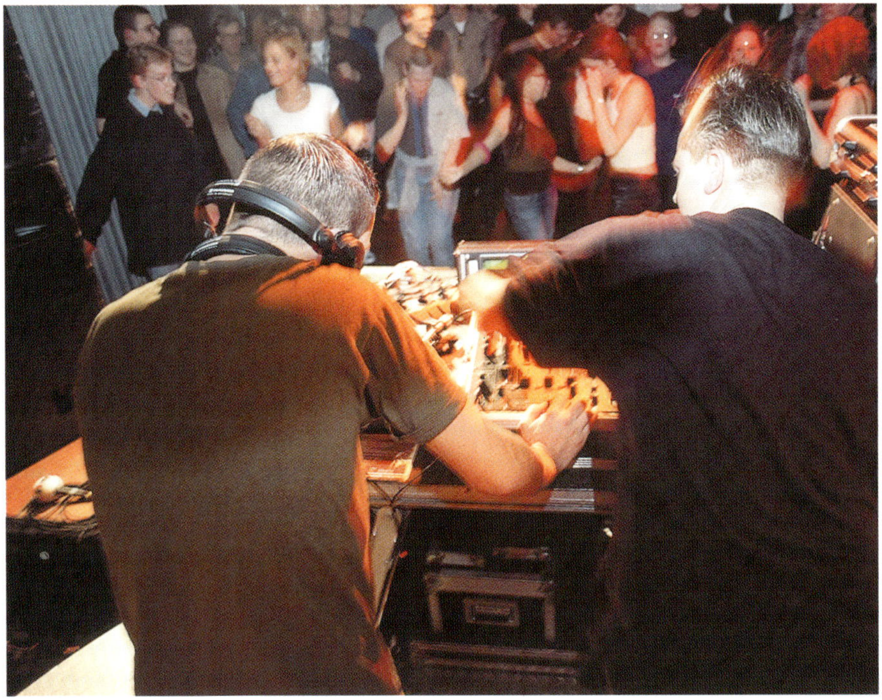

Beim Discobesuch versetzt die laute Musik das gesamte Nervensystem in einen angenehmen Erregungszustand. Hier macht Lärm Spaß.

Ohrenschmerzen

Wenn die Ohrenschmerzen nicht aus dem äußeren Ohr stammen, handelt es sich – insbesondere bei Kindern – meist um eine Mittelohrentzündung. Deshalb sind Ohrenschmerzen bei Kindern ein ernstes Alarmsignal. Diese Erkrankung muss sofort von einem Kinder- oder HNO-Arzt behandelt werden, da andernfalls gefährliche Komplikationen mit Spätfolgen entstehen können. So ist die Schwerhörigkeit mancher Menschen auf eine verschleppte Mittelohrentzündung zurückzuführen. Als Eigenmaßnahme darf das Ohr mit warmem Kamillentee gespült werden, der eine leicht entzündungshemmende Wirkung zeigt.

LÄRM – GIFT FÜR DIE OHREN

Dass Lärm unser Gehör und auf Dauer unser Nervensystem schädigt, ist keine Neuigkeit. Ob Flug-, Eisenbahn- oder Autolärm – alle wissenschaftlichen Untersuchungen münden letztlich in Bauvorschriften und technischen Entwicklungen zur Lärmvermeidung. Von Schallschutzwänden über schallisolierende Fenster bis hin zum Einsatz neuer Materialien gibt es viele Möglichkeiten, den Lärm schon an der Quelle zu reduzieren. Sie alle anzuführen, würde den Rahmen dieses Buches sprengen. Dabei ist Lärm übrigens nicht gleich Lärm, denn Krach hat auch eine psychologische Komponente. Straßenlärm und Krach bei der Arbeit werden häufig als besonders störend und schädlich empfunden, sicherlich auch deshalb, weil man sich ihnen kaum entziehen kann. Dagegen gibt es gerade in der Freizeit Situationen, in denen es teilweise wesentlich lauter zugeht, manchmal kann dies sogar Hörschäden verursachen. Allerdings empfinden wir den mit angenehmen Tätigkeiten verbundenen Lärm häufig weder als störend noch als gesundheitsgefährdend.

Wenn Lärm Spaß macht . . .

Fast jeder denkt bei solchen Lärmquellen sofort an Discos oder Konzerte von Rock- und Popbands. Zu Recht, denn bei solchen Gelegenheiten werden unsere Ohren mit Lärm malträtiert, der startenden Düsenjets zur Ehre reicht.
Gibt nun jemand den einfachen Ratschlag, die Musik doch einfach leiser zu stellen, zielt dies leider an der Realität vorbei. In seinem Hit „Sie mag Musik nur, wenn sie laut ist" singt Herbert Grönemeyer über ein taubstummes Mädchen, das beim Musikhören vor allem die tiefen Frequenzen wahrnimmt. Sie fühlt Töne und feinste Erschütterungen mit dem Bauch, den Füßen und dem gesamten Körper – übrigens genauso, wie Urtiere im Urmeer Druckwellen registriert haben.

Diese Form der Wahrnehmung gibt es auch bei hörenden Musikliebhabern. Bei Rockkonzerten oder Discobesuchen versetzt laute Musik das gesamte Nervensystem in einen angenehmen Erregungszustand. Was bei der Arbeit zu Stress und Aggressionen führt, erleben viele hier als angenehm und stimulierend. Hinzu kommt, dass bei lauter Musik so genannte Glückshormone, Endorphine, ausgeschüttet werden, die zu regelrechten Rauschzuständen führen. Dreht nun jemand einfach die Musik leiser, fehlt natürlich ein wichtiger Teil des Musikerlebens. Dies ist übrigens ein Grund dafür, dass viele Menschen auch die Musik über Kopfhörer viel zu laut hören. Unbewusst versuchen wir, vor allem die Bässe besonders kräftig wahrzunehmen. Die Wahrscheinlichkeit von Hörschäden ist da natürlich besonders hoch, deshalb hier unser Tipp: Die Lautstärke für den Kopfhörer sehr behutsam regeln.
Aber selbst klassische Orchestermusik kann das Gehör schädigen. Allerdings sind hier vor allem die Musiker selbst gefährdet, denn die Zuhörer sitzen glücklicherweise etwas weiter entfernt. Eine Gruppe von Blechbläsern erzeugt mit 122 Dezibel (dB[A]) immerhin die Lautstärke eines Rockkonzerts, und Violinen machen mit 110 dB(A) Presslufthämmern Konkurrenz. Nach Angaben der Bundesanstalt für Arbeitsschutz und Arbeitsmedizin klagen 17 % aller Violinspieler und 13 % aller Blechbläser über Hörschäden.

Aber auch bei anderen Freizeitaktivitäten leidet unser Gehör: Beim Heimwerken durch lautes Bohren oder durch Hammerschläge, beim Motorradfahren durch Windgeräusche im Helm und bei vielen anderen Gelegenheiten, die uns häufig gar nicht bewusst sind. In ihrer Summe bereiten sie uns über längere Zeiträume Probleme.

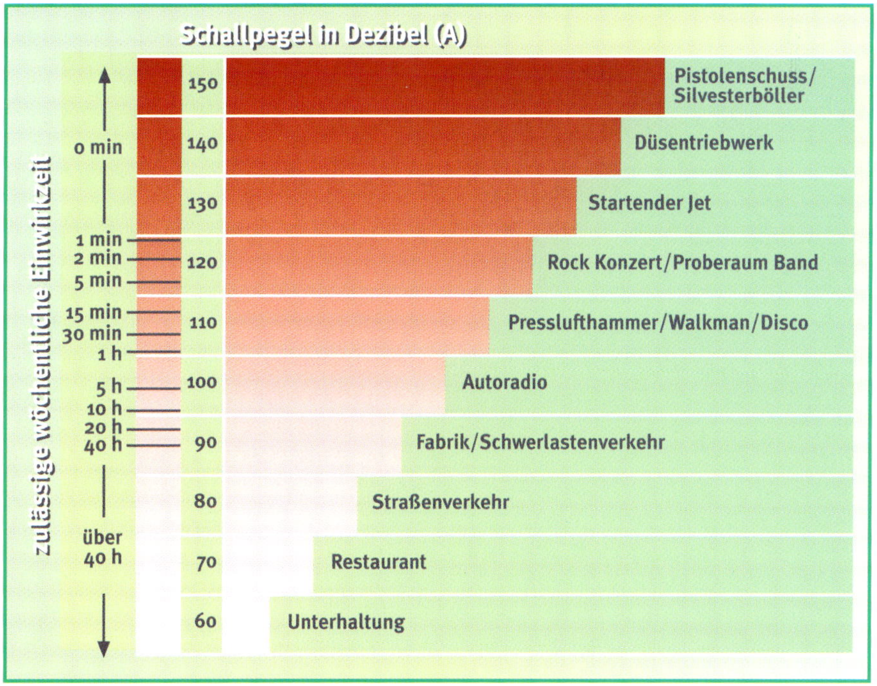

Die Lautstärke verschiedener Geräusche und ihre zulässige Einwirkdauer pro Woche.

Was passiert im Ohr bei großem Lärm?

Unser Gehör ist ein Sinnesorgan, das wir besonders leicht unbewusst schädigen können. Darin unterscheidet es sich von unseren Augen, die ein kaum zu überwindender Reflex schließt, wenn die Helligkeit zu groß wird und wir uns geblendet fühlen. Unsere Ohren sind genau wie die Nase (siehe *Seite 69*) immer im Dienst, extremem Lärm sind sie schutzlos ausgeliefert. Ein einziger lauter Knall etwa kann bereits zu dauerhaftem Hörverlust führen. Der Grund hierfür liegt in der Art und Weise, wie wir hören. Die Evolution hat das Gehör so konstruiert, dass es möglichst leise Geräusche wahrnimmt: Wer frühzeitig das Knacken eines Astes hört, kann eben noch fliehen. Von Krach und Lärm war nie die Rede!

Die einzelnen Hörsysteme, besonders die Haarzellen in der Cochlea, reagieren deshalb ausgesprochen empfindlich auf allzu großen Lärm. Bei geringeren Belastungen verkleben zunächst die Härchen. Bis zu einem gewissen Maß sind solche Schäden reparabel. Wirkt der Lärm aber sehr lange ein oder hat er extreme Spitzen, werden diese Härchenzellen dauerhaft zerstört. Je weniger intakte Haarzellen wir haben, desto schlechter können wir hören. Hinzu kommt, dass die Hauptschäden in genau den Frequenzbereichen vorkommen, die für das Sprachverständnis ausschlaggebend sind.

In der Abb. auf *Seite 83* haben wir dargestellt, wie lange Sie einen bestimmten Lärm pro Woche schädigungsfrei ertragen können, vorausgesetzt das Ohr hat ausreichend Zeit, sich zu erholen.

Je lauter ein Geräusch ist, desto kürzer ist die Zeitspanne, in der es schadlos ertragen werden kann. Den Motor einer Bohrmaschine mit etwa 90 dB(A) tolerieren gesunde Menschen etwa zehn Stunden, Discolärm dagegen kann bei rund 110 dB(A) schon nach weniger als zehn Minuten erste Schäden hervorrufen.

Schützen, aber nicht abschotten – der gute Hörschutz

Für viele der zuvor genannten Probleme gibt es mittlerweile Lösungen. Am einfachsten ist es in den meisten Fällen, die Ohren durch einen wirksamen Hörschutz vor zu viel Lärm zu bewahren. Allerdings haben solche Hilfsmittel keinen allzu guten Ruf. Das liegt vor allem daran, dass wir häufig den falschen Hörschutz wählen. Der Grund hierfür ist im allgemeinen das liebe Geld. Während wir etwa für Konzerte oder andere Ereignisse mit entsprechender Lautstärke – Formel-1-Rennen liegen ganz oben auf der Hitliste – tief in die Tasche greifen, bleiben, wenn überhaupt, für den Schutz des Gehörs bestenfalls ein paar Mark übrig. „Billiger" Hörschutz ist zwar erheblich besser als ein Stückchen zusammengeknülltes Papiertaschentuch oder ein Wattebausch, hat aber leider die unangenehme Eigenschaft, uns von der Umwelt nahezu abzuschotten. Unterhaltungen sind mit einfachen Ohrstopfen kaum möglich, von einem Musikgenuss kann schon gar nicht mehr die Rede sein, denn dadurch, dass die Höhen stärker gedämpft werden, klingt alles dumpf. Viele Musikliebhaber ziehen daraus die fatale Konsequenz und gehen lieber „ohne".

Woran erkennen Sie einen guten Hörschutz?

Ein guter Hörschutz sollte Ihnen ermöglichen, alles Hörbare wahrzunehmen, nur ein bisschen leiser. Physikalisch ausgedrückt bedeutet dies, dass alle Frequenzen linear, also gleichmäßig, herabgesetzt werden, damit der Hörgenuss erhalten bleibt.

Dies hat auch den Vorteil, dass eine Unterhaltung, wenn auch mit erhobener Stimme, auch bei starkem Lärm noch möglich ist. Dies liegt daran, dass der Geräuschpegel niedriger wird und so Stimmen leichter wahrgenommen werden können.

Erzielt wird dieser Effekt mit speziellen Filtern, die nur wenige Millimeter groß sind und in kleine Ohrstopfen eingearbeitet werden können. Während die Stopfen das Ohr abschotten, lassen die Filter genau die gewünschten Frequenzen in reduzierter Lautstärke passieren.

Die Reduzierung der Lautstärke ist bei den Produkten unterschiedlich, liegt aber je nach Einsatzgebiet bei 15 bis 25 dB(A). Geringe Werte mit großer Wirkung: Während ein 110 dB(A) lautes Konzert das Gehör bereits nach knapp zehn Minuten schädigt, können Sie es mit Hörschutz bei 93 dB(A) unbesorgt mehr als sechs Stunden genießen und nehmen dabei die Musik sogar wesentlich differenzierter wahr (siehe Abb. *Seite 83*).

Hören wie die Stars

Wegbereiter für die Entwicklung von hochwertigem Hörschutz war die Musikszene. Hier trifft eine besonders große Lärmbelastung auf den Wunsch, möglichst differenziert zu hören. Viele Stars der Szene leiden schon seit Jahren an Hörschäden, allerdings war dies bis vor kurzem beinahe noch ein Tabuthema, niemand sprach darüber. Erst nachdem sich Stars wie Pete Townshend (The Who) und viele andere, vor allem amerikanische, Künstler „geoutet" haben und ihre jungen Kollegen zum Schutz des Gehörs aufriefen, ist eine Trendwende eingetreten.

Musiker verwenden vor allem zwei Systeme. Zum einen sind dies extrem stark dämpfende Ohrstöpsel mit eingebauten Minilautsprechern. Diese so genannten In-Ear-Monitor-Systeme schützen vor dem ungeheuren Lärm auf einer Bühne oder in einem Proberaum und übertragen ein sehr viel leiseres Tonsignal, aus dem alle Instrumente leicht herauszuhören sind. Künstler wie BAP, Herbert Grönemeyer, Marius Müller Westernhagen und viele andere mehr nutzen diesen maßgefertigten und deshalb mit über 1000 DM eher teuren Gehörschutz. Musiker, denen ein solches System zu viel kostet, verwenden stattdessen häufig speziell in den Gehörgang eingepasste Hörfilter, die eine nahezu gleichmäßige Dämpfung von bis zu 25 dB(A) über den gesamten Frequenzbereich aufweisen. Auch diese kosten noch 300 – 400 DM.

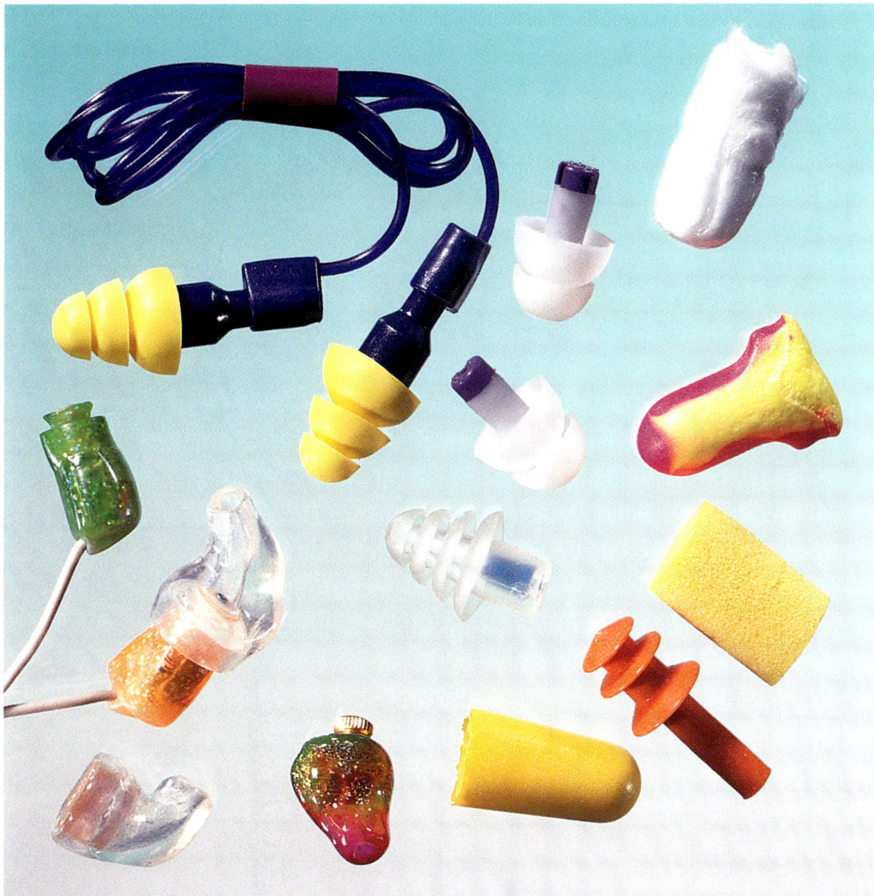

Die preiswerte Variante für jeden

Trotzdem sollten sich vor allem gerade die Jüngeren an den Stars ein Beispiel nehmen, denn es geht auch preiswerter. Inzwischen sind Hörschutz-Ohrstöpsel für den Preis einer einzigen CD erhältlich. Würden die Stückzahlen steigen, ließe sich der Preis sicherlich sogar noch weiter senken. Das Hauptproblem ist derzeit die leider noch relativ geringe Verbreitung guten Hörschutzes. Wir meinen, dass ein entsprechendes Set wie die Hausapotheke praktisch in jeden Haushalt gehört. Sicherlich ist es auch eine gute Geschenkidee, insbesondere für Jugendliche. Allerdings sollte der Empfänger eines solchen Präsents zuvor wirklich von dessen Nutzen überzeugt werden. Wir werden uns auf jeden Fall bemühen, ausgewählte Modelle in den Läden verfügbar zu machen, die üblicherweise Hobbythekprodukte vertreiben (siehe *Seite 91*).

Heute sind gute Hörschutz-Ohrstöpsel bereits zum Preis einer CD erhältlich.

DAS KUNSTKOPFMIKROPHON: EINE REVOLUTION DER TONWIEDERGABE

Die Idee des Kunstkopfmikrophons stammt aus den 20er Jahren, wurde aber erst ein halbes Jahrhundert später umgesetzt. Die Grundfrage lautete: Wie müssen Mikrophone Geräusche, Sprache, Musik usw. „einfangen" und aufzeichnen, damit wir beim Abhören erkennen, wo genau im Raum sich die Geräuschquelle befindet? Eine entscheidende Antwort gaben Toningenieure 1966 auf der damaligen Internationalen Funkausstellung in Berlin, wo sie zum ersten Mal die Stereophonie vorstellten. Bei ihr werden Tonsignale über zwei Kanäle so aufgeteilt, dass wir bei einem Konzert zum Beispiel die Gitarre im linken Lautsprecher hören, das Klavier aber im rechten. Bis zu einem gewissen Grad hören wir innerhalb eines Kanals auch noch heraus, ob ein Instrument weiter rechts gespielt wird, weiter links, von vorne kommt und von hinten. Aber eben nur bis zu einem gewissen Grad, denn zwei Kanäle sind einfach zu wenig für eine originalgetreue Wiedergabe akustischer Eindrücke. Als nächsten Schritt entwickelten Tontechniker Ende der 60er Jahre die Quadrophonie: Der Hörer wird gleich über vier Kanäle aus vier Lautsprechern beschallt. Das erhöhte zwar die räumliche Wiedergabe, konnte sich aber trotzdem nicht durchsetzen: Die Kosten für die Technik waren einfach zu hoch, außerdem entpuppte sich das Hören aus vier Lautsprechern in der Praxis als ziemlich anstrengend. Den Durchbruch schaffte erst 1973 die Kunstkopf-Stereophonie. Im Mittelpunkt steht dabei ein künstlicher Kopf.

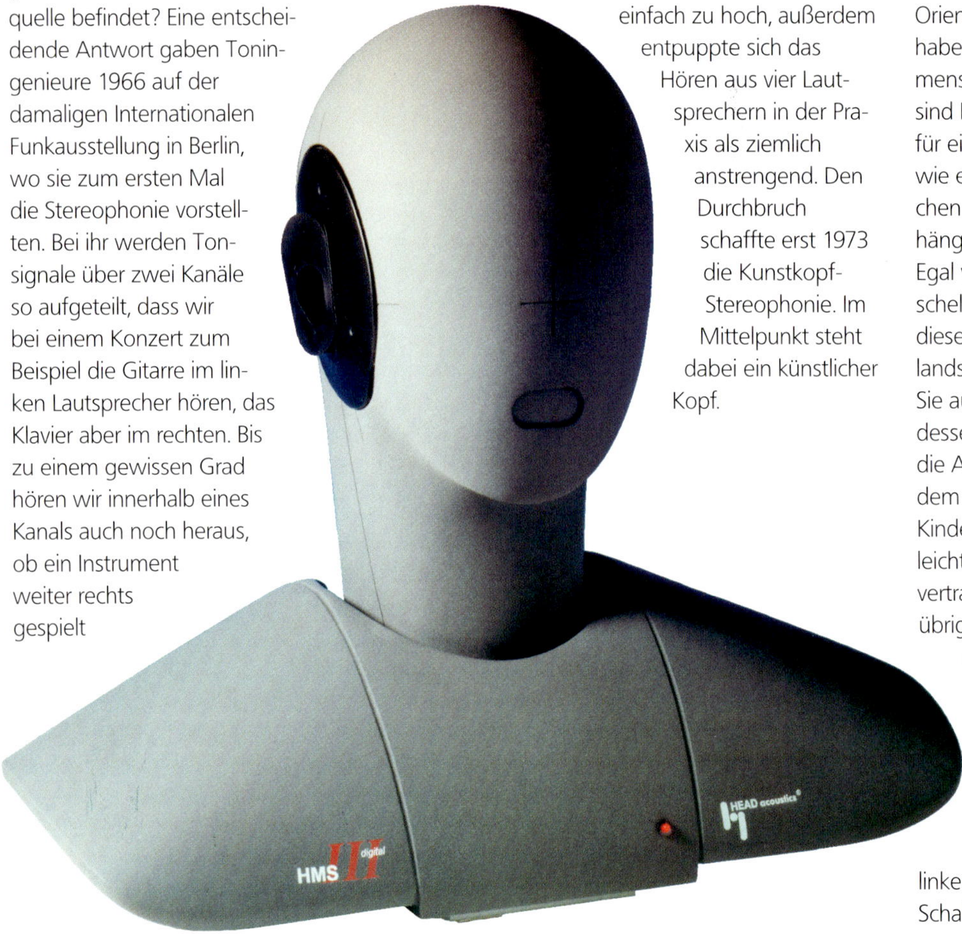

Kunstkopfmikrophone sind zunächst einmal Nachbildungen menschlicher Köpfe, wobei anstelle der beiden Ohren Mikrophone eingebaut sind. Eine pfiffige Idee, denn die Musik, die Diskussion oder das Singen der Vögel im Wald soll möglichst so aufgezeichnet werden, wie wir Menschen hören. Der Kopf selbst besteht aus Hartgummi, das Schallwellen in etwa so reflektiert wie unsere Haut. Besondere Mühe geben sich die Maskenbildner mit den Ohrmuscheln, da sie für die räumliche Orientierung entscheidende Bedeutung haben. Trotz der großen Ähnlichkeit, die menschliche Ohren untereinander zeigen, sind Feinheiten in der Form der Ohrmuschel für einen Menschen fast so charakteristisch wie ein Fingerabdruck. Auch das Ohrläppchen kann familiär bedingt klein oder groß, hängend oder angewachsen sein.

Egal welche individuelle Note die Ohrmuschel zeigt, die außergewöhnliche Leistung dieser merkwürdig gewundenen Knorpellandschaft ist davon unbeeinflusst. Gehen Sie auf einen Spielplatz, wo ein Kind spielt, dessen Stimme Sie kennen. Schließen Sie die Augen und versuchen Sie, das Kind aus dem Stimmengewirr der vielen anderen Kinder herauszuhören. Drehen Sie den Kopf leicht, neigen Sie ihn etwas, bis das Ohr den vertrauten Klang wahrnimmt. Schon das ist übrigens eine phänomenale Leistung unseres Gehirns. Phänomenal ist aber auch, dass unser Gehirn aus den Informationen der Ohren das Kind sofort ortet: Grundlage für diese Fähigkeit sind die Zeitdifferenz zwischen dem Eintreffen des Schalls auf dem rechten beziehungsweise auf dem linken Ohr und die Lautstärke. Wenn ein Schallbündel von rechts den Kopf trifft,

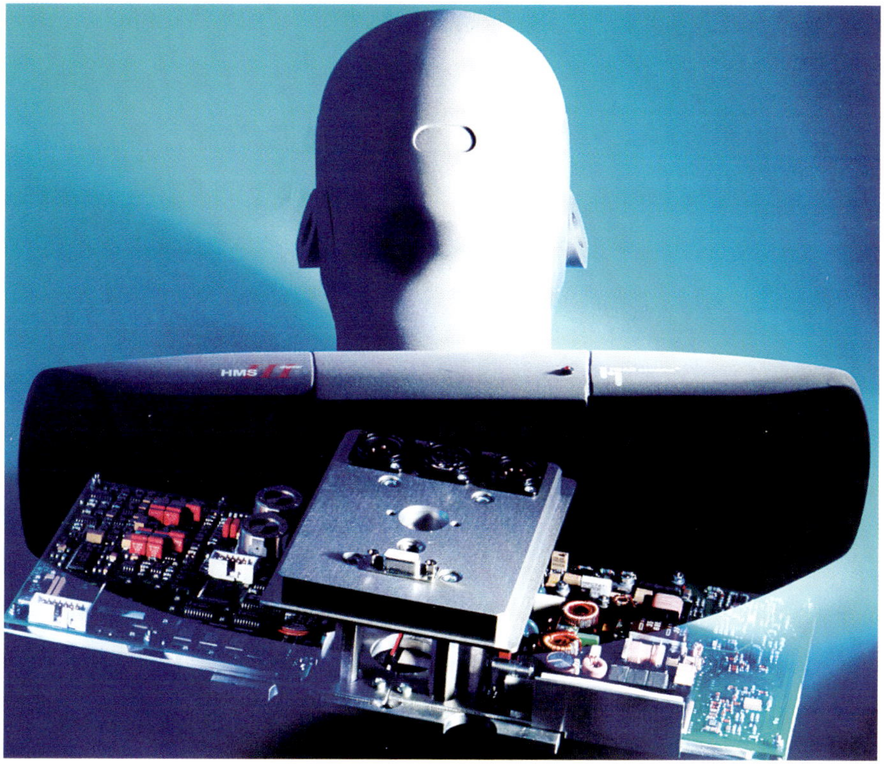

Der Kunstkopf: In seinen Ohren verbirgt sich eine komplizierte Elektronik.
So sieht das Innenleben eines Kunstkopfs aus. Der menschliche Hörapparat beansprucht übrigens nur einen Bruchteil des Platzes.

erreicht es das linke Ohr um die Winzigkeit von nur einer 30 Millionstel Sekunde später. Bewusst registriert niemand die Differenz, das akustische Nervensystem errechnet daraus aber sofort die Richtung der Schallquelle. Bei der Lautstärke geschieht Ähnliches: Die zuerst auftreffende Schallwelle hat eine minimal höhere Amplitude; niemand nimmt sie bewusst wahr, trotzdem gewährleistet sie räumliche Orientierung. Aber selbst wenn ein Ohr taub wäre, könnten Sie räumlich hören: Die besondere Form der Ohrmuschel lenkt die Schallinformationen um jeweils 0,2 bis 0,3 Millisekunden zeitversetzt in den Gehörgang. Dem Gehirn reichen diese kurzen Rhythmen, um daraus ein räumliches Bild zu berechnen. Kunstkopfmikrophone im Kunstkopfohr ahmen nach, was wir in jeder Sekunde machen: Je nach Richtung und Lautstärke erreichen die Schallwellen die Mikrophone in den Ohren früher oder später und lassen so quasi eine dreidimensionale Tonaufnahme von höchster Plastizität entstehen, die sogar die entsprechenden Reaktionen beim Hörer auslösen: Bei der Wiedergabe eines startenden Flugzeugs duckt sich fast jeder unwillkürlich, um nicht von den Rädern erwischt zu werden; und ein von links mit Höchstgeschwindigkeit heranrasendes Auto lässt den Adrenalinpegel sprunghaft steigen – auch wenn der Hörer zu Hause im Sessel sitzt. Kunstkopfmikrophone geben die Geräuschkulisse realistisch wieder: Der Hörer bekommt ein Raumgefühl, er unterscheidet Richtungen, Entfernungen, Standpunkte und Höhenunterschiede.
Der Höreindruck ist unmittelbar, der Hörer empfindet sich als Teil des Geschehens.

Ohne Kopfhörer kein Kunstkopfgenuss!

Vor allem in den 70er Jahren empfahlen Tontechniker Kopfhörer für Kunstkopfaufnahmen. Nur so ließ sich die räumliche Wirkung wirklich genießen. Dies gilt genau genommen immer noch, obwohl verbesserte elektronische Steuerungen mittlerweile auch dann für Hörgenuss sorgen, wenn Konzerte oder Hörspiele aus Lautsprechern kommen. Den perfekten Genuss garantiert der Kopfhörer, weil zwischen dem akustischen Raum und unserem Ohr nur wenige Zentimeter liegen. Dadurch sind wir einfach näher dran und in gewisser Weise auch mitten drin im Geschehen.
Vorsicht: Bei Kopfhörern die Lautstärke nie voll aufdrehen. Die Evolution hat das Gehör nur für leise Töne ausgelegt und nicht für laute!

Technik für die Elite oder jedermann?

Die ersten Kunstkopfaufnahmen waren klassische Konzerte, Diskussionen und Hörspiele. Der Westdeutsche Rundfunk übernahm übrigens hierbei neben dem damaligen RIAS eine entscheidende Rolle. Legendär ist sicherlich der Sciencefiction-Reißer „Demolition", mit dem RIAS Berlin 1973 auf der Internationalen Funkausstellung die Kunstkopftechnik hoffähig machte und das Ende der Quadrophonie einleitete. Technisch hat sich seither viel getan, so wurden z. B. einige Kinderkrankheiten geheilt: Vor allem in der Anfangszeit hatten Hörer häufig den Eindruck, den Schall aus allen möglichen Richtungen zu hören, nur nicht von vorne, das war gerade bei Musikaufnahmen äußerst störend. Dieses technische Problem ist heute weitgehend gelöst. Behoben ist auch ein Hindernis ganz anderer Art: Kunstkopfaufnahmen waren früher sehr umständlich und vor allem kostspielig. Für den Hartgummikopf plus Mikrophone musste man 5000 DM hinblättern. In den 80er Jahren kamen dann erste am eigenen Kopf tragbare Kunstkopfmikrophone auf den Markt.
Verglichen mit den ersten Exemplaren wirken diese Kunstkopfmikrophone geradezu unspektakulär. Sie bestehen aus einem kleinen Zwischenverstärker und den eigentlichen knopfkleinen Mikrophonen. Der Zwischenverstärker wird mit dem Aufnahmegerät verbunden, ein normaler analoger oder digitaler Kassettenrekorder reicht völlig. Die Mikrophone schließlich werden ins Ohr gesteckt, der Kunstkopf ist also jetzt ein echter Kopf.

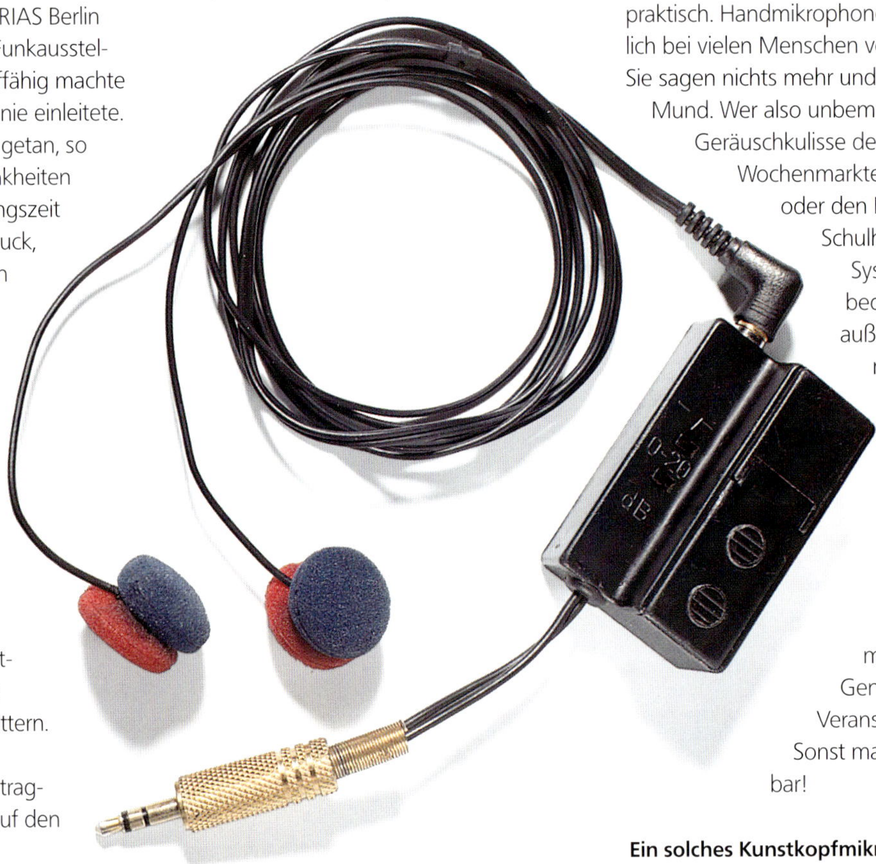

Achtung: Die Knöpfe richtig herum ins Ohr stecken: Auf der einen Seite ist ein winziges Loch, das nach außen zeigen muss!
Kunstkopfmikrophone gibt es von verschiedenen Herstellern und unter verschiedenen Markennamen.
Wer so herumläuft, macht den Eindruck, als höre er Musik. Das ist ausgesprochen praktisch. Handmikrophone bewirken nämlich bei vielen Menschen vor allem eines: Sie sagen nichts mehr und halten den Mund. Wer also unbemerkt die Geräuschkulisse des heimatlichen Wochenmarktes aufnehmen will oder den Lärm auf dem Schulhof, ist mit diesem System bestens bedient. Beliebt sind außerdem Musikmitschnitte von zum Teil hervorragender technischer Qualität.
Aber Achtung: Wer ein Konzert mitschneiden will, muss sich die Genehmigung des Veranstalters einholen. Sonst macht er sich strafbar!

Ein solches Kunstkopfmikrophon erweckt den Eindruck eines Walkmans.

BIOSHOP, 53840 Troisdorf, Kölner Str. 36a, Tel. 02241-978091, Fax 02203-593065.
*Fa. C & M DIE ÖKOTHEK, 73430 Aalen, Spitalstr. 14, Tel./Fax 07361-680176;
*COLIMEX-ZENTRALE, 50996 Köln, Ringstr. 46, Tel. 0221-352072, Fax 0221-352071; Auslieferungsläden: 32312 Lübbecke, Lange Str. 1, Stern-Apotheke, Tel. 05741-7707, Fax 05741-310887; 33102 Paderborn, Bahnhofstr. 18, St.-Christophorus-Drogerie, Tel. 05251-105213, Fax 05251-105252; 38300 Wolfenbüttel, Lange Herzogstr. 13, Tel. 05331-298370, Fax 05331-298570; 42105 Wuppertal, Karlsplatz 3, In der Rathausgalerie, Tel./Fax 0202-443988; 42853 Remscheid, Alleestr. 74, Allee-Center, Tel./Fax 02191-927963; 50171 Kerpen, Philipp-Schneider-Str. 2-6, Kaufhalle-Center, Tel./Fax 02237-922352; 50226 Frechen, Hauptstr. 99-103, Marktpassage, Tel./Fax 02234-274770; 50354 Hürth, Theresienhöhe, EKZ-Hürth/Arkaden, Tel./Fax 02233-708538; 50667 Köln, Schildergasse, in „Emotions", Tel./Fax 0221-2580862; 50858 Köln-Weiden, Aachener Str. 1253, Rhein Center Köln-Weiden , Tel./Fax 02234-709266; 51373 Leverkusen, Friedrich-Ebert-Platz 9; 51465 Bergisch Gladbach, Richard-Zanders-Str., Kaufhalle, Tel./Fax 02202-43103; 51643 Gummersbach, Wilhelmstr. 7, Vollkorn Naturwarenhandel, Tel. 02261-64784; 52062 Aachen, „Lust for Life", Komphausbadstr. 10, Tel./Fax 0241-4013033; 53111 Bonn, Brüdergasse 4, Tel./Fax 0228-659698; 53721 Siegburg, Am Brauhof 4, Tel./Fax 02241-591160; 53797 Lohmar, Breidtersteegsmühle, Broich & Weber, Tel. 02246-4245, Fax 02246-16418; 56068 Koblenz, Hohenfelder Str. 22, Löhr-Center-Koblenz, Tel./Fax 0261-1004890; 57462 Olpe, Bruchstr. 13, Valentin-Apotheke, Tel./Fax 02761-5190; 63739 Aschaffenburg, Steingasse 37, Colimex/Cleopatra, Tel. 06021-26464; 94032 Passau, Am Schanzl 10, Turm-Apotheke, Tel. 0851-33377, Fax 0851-32109; 95444 Bayreuth, Luitpoldplatz 3, Ars Vivendi – Lebenskunst in der Schloßgalerie, Tel. 0921-5169302, Fax 0921-5169303.
*DUFT & SCHÖNHEIT, 80331 München, Sendlinger Str. 46, Tel. 089-2608259.
EINHORN Drogerie, Irmgard Huber, Theresienplatz 20, 94315 Straubing
*HOBBY-KOSMETIK, 86150 Augsburg, Bahnhofstr. 6, Tel. 0821-155346, Fax 0821-513945; 97618 Niederlauer bei Bad Neustadt/Saale, Lauertalmarkt Am Rück 1, Tel./Fax 09771-3094.
*JANSON, Dr. Klaus Schop, 76133 Karlsruhe, Kaiserpassage 16, Tel. 0721-26410, Fax 0721-27780.
*KNACK-PUNKT, 73230 Kirchheim, Alleenstr. 87, Tel./Fax 07021-41726; 27472 Cuxhaven, Präsident-Herwig-Str. 40, Tel. 04721-62820.
*KOSMETIK-BAZARE: Interessengemeinschaft der Kosmetik-Bazare e.V., 28203 Bremen, Ostertorsteinweg 25-26, Tel. 0421-701699, Fax 0421-75531; 30159 Hannover, Knochenhauer Str. 6, Tel. 0511-326236, Fax 05066-693505; 31582 Nienburg, Leinstr. 22, Tel. 05021-12825, Fax 05021-600808; 31785 Hameln, Thiewall 4, Tel./Fax 05151-22576; 32257 Bünde, Bahnhofstr. 31, Tel. 05223-5133, Fax 05232-71219; 32756 Detmold, Paulinenstr. 9, Tel. 05231-39614, Fax 05231-39691; 33615 Bielefeld, Arndtstr. 51, Tel. 0521-131008, Fax 05232-71219; 34414 Warburg, Hauptstr. 46, Tel. 05641-60467, Fax 05641-60648; 35037 Marburg, Augustinergasse, Tel. 06421-161363, Fax 0641-76450; 35390 Gießen, Frankfurter Str. 1, Tel. 0641-76979, Fax 0641-76450; 37671 Höxter, Am Markt 2a, Tel./Fax 05271-380095; 45130 Essen, Alfredstr. 43, Tel./Fax 0201-796413; 48143 Münster, Ludgeristr. 68, Tel./Fax 0251-518505; 48431 Rheine, Marktstr. 14, Tel./Fax 05971-15421; 53721 Siegburg, Holzgasse 47, Tel./Fax 02241-590942; 59555 Lippstadt, Blumenstr. 1, Tel. 02941-78466, Fax 02947-5276; 63924 Kleinheubach, Dientzenhofer Str. 14, Tel. 09371-68861, Fax 09371-947640; 65183 Wiesbaden, Marktstr. 14, Tel. 0611-379370, Fax 06124-3329; 75172 Pforzheim, Bahnhofstr. 9, Tel. 07231-33254, Fax 07452-67025.
*KRÄUTERGARTEN, 80469 München, Pestalozzistr. 3, Tel./Fax 089-23249802.
LA VITA, 84028 Landshut, Grasgasse 318, Tel./Fax 0871-24424.
MARGOTS BIOECKE, 51143 Köln-Porz, Josefstr./Ladenzeile Busbahnhof, Tel. 02203-55242, Fax 02203-593065.
NATUR PUR, 06108 Halle, Kuhgasse 8, Tel. 0345-2032285.
*NATURWARENLADEN Löschner, 97447 Gerolzhofen, Weiße-Turm-Str. 1, Tel. 09382-4115, Fax 09382-5692, e-mail: naturwarenladen@t-online.de.
PAPILLON – Die andere Pflege, 71063 Sindelfingen, Planiestr. 13, Tel. 07031-800774.
*PURA NATURA, 90402 Nürnberg, Johannesgasse 55, Tel. 0911-209522, Fax 0911-2447507.
*SPINNRAD GMBH/ZENTRALE, 45899 Gelsenkirchen, Am Bugapark 3, Tel. 0209-17000-0, Tx. 824726 natur d, Fax 0209-17000-40; Auslieferungsläden: 01239 Dresden-Nickern, Dohnaer Str. 246, Tel. 0351-2882089; 04104 Leipzig-City, Willy-Brandt-Platz 5, Tel. 0341-9612205; 04209

Leipzig, Ludwigsburger Str. 9, Tel. 0341-4200024; 04329 Leipzig-Paunsdorf, Paunsdorfer Allee 1, Tel. 0341-2518906; 06254 Günthersdorf bei Leipzig, Saale-Park, Tel. 03463-820803; 07545 Gera, Gera-Arcaden, Heinrichstr. 30, Tel. 0365-8001125; 07743 Jena, Goethe-Galerie, Goethestr.3b, Tel. 03641-890906; 08523 Plauen, EKZ Die Kolonnaden, Bahnhofstr. 11, Tel. 03741-201784; 09111 Chemnitz, Neumarkt 2, Tel. 0371-6661820; 09125 Chemnitz – Alt Chemnitz, Annaberger Str. 315, Tel. 0371-514226; 10247 Berlin-Friedrichshain, Frankfurter Allee 53, Tel. 030-4276161; 10439 Berlin-Prenzlauer Berg, Arcaden, Schönhauser Allee 79, Tel. 030-44652393; 10719 Berlin-Wilmersdorf, Uhlandstr. 43-44, Tel. 030-8814848; 10789 Berlin-Charlottenburg, Europacenter, Breitscheidplatz, Tel. 030-2616106; 12043 Berlin, Karl Marx Str. 66. Tel. 030-62989529; 12163 Berlin-Steglitz, Forum Steglitz, Schloßstr. 1, Tel. 030-7911080; 12351 Berlin-Gropiusstadt, Gropius Passage, Johannisthaler Chaussee 295, Tel. 030-6030462; 12555 Berlin-Köpenick, Forum Köpenick, Bahnhofstr. 33-38, Tel. 030-6520008; 12619 Berlin-Hellersdorf, Spree-Center, Hellersdorfer Str. 79-81, Tel. 030-5612081; 13055 Berlin-Hohenschönhausen, Allee-Center, Landsberger Allee 277, Tel. 030-97609436; 13357 Berlin-Wedding, Gesundbrunnen-Center, Badstr. 5, Tel. 030-49308939; 13507 Berlin-Tegel, EKZ, Am Borsigturm 11, Tel. 030-43402270; 15745 Wildau, Center an der A 10, Abfahrt Königs Wusterhausen, Nähe Mega Markt, Tel. 0337-5504696; 16303 Schwedt, Oder-Center, Landgrabenpark 1, Tel. 03332-421942; 17033 Neubrandenburg, Marktplatz-Center, Marktplatz 2, Tel. 0395-5823511; 18055 Rostock, Rostocker Hof, Kröpeliner Str., Tel. 0381-4923281; 19053 Schwerin, Schloßpark-Center, Am Marienplatz 5-6, Tel. 0385-5812255; 20146 Hamburg-Rotherbaum, Grindelallee 116, Tel. 040-4106096; 21073 Hamburg-Harburg, Lüneburger Str. 19, Tel. 040-76753177; 21335 Lüneburg, Grapengießerstr. 25, Tel. 04131-406427; 22083 Hamburg-Barmbek, EKZ, Hamburger Str. 37, Tel. 040-22738862; 22111 Hamburg-Billstedt, Billstedt-Center, Billstedter Platz 39, Tel. 040-73679808; 22143 Hamburg-Rahlstedt, Rahlstedt-Center, Schweriner Str. 8-12, Tel. 040-6779044; 22765 Hamburg-Ottensen, Mercado-Center, Ottenser Hauptstr. 8, Tel. 040-392310; 22850 Norderstedt-Garstedt, Herold-Center, Berliner Allee 38-44, Tel. 040-52883730; 22869 Schenefeld, Stadtcenter, Kiebitzweg 2/Industriestr., Tel. 040-83099081; 23552 Lübeck, Mühlenstr. 11, Tel. 0451-7063307; 24103 Kiel, Ahlmann Haus, Holstenstr. 34, Tel. 0431-978728; 24534 Neumünster, Marktpassage, Großflecken 51-53, Tel. 04321-41633; 24937 Flensburg, Große Str. 3, Tel. 0461-13761; 25524 Itzehoe, Holstein-Center, Feldschmiedekamp 6, Tel. 04821-65106; 26122 Oldenburg, Achternstr. 22, Tel. 0441-25493; 26382 Wilhelmshaven, Nordseepassage, Bahnhofsplatz 1, Tel. 04421-455308; 26506 Norden, Neuer Weg 38, Tel. 04931-992859; 26603 Aurich, Carolinenhof, Fischteichweg 15-19, Tel. 04941-964327; 26789 Leer, Ems-Park, Nüttermoorer Str. 2, Tel. 0491-9921127; 27568 Bremerhaven, Bürgermeister-Smid-Str. 53, Tel. 0471-44203; 27749 Delmenhorst, Lange Str. 96, Tel. 04221-129331; 28195 Bremen-City, Obernstr. 67, Tel. 0421-1691932; 28203 Bremen-Steintor, Ostertorsteinweg 42/43, Tel. 0421-3399043; 28259 Bremen-Huchting, Roland-Center, Alter Dorfweg 30-50, Tel. 0421-5798506; 30159 Hannover-City, Georgstr. 7, Tel. 0511-7000815; 30823 Garbsen-Mitte, EKZ Mitte, Berenbosteler Str., Tel. 05131-476253; 30853 Langenhagen, City-Center, Marktplatz 5, Tel. 0511-7242488; 30880 Laatzen, Leine EKZ, Marktplatz 11, Tel. 0511-8236700; 31134 Hildesheim, Angoulemeplatz 2, Tel. 05121-57311; 31785 Hameln, Bäckerstr. 40, Tel. 05151-958606; 32052 Herford, Lübbestr. 12-20, Tel. 05221-529654; 32052 Herford, Gehrenberg 21; 32423 Minden, Bäckerstr. 72, Tel. 0571-87580; 32756 Detmold, Lange Str. 36, Tel. 05231-37695; 33098 Paderborn, EKZ, Königsplatz 12, Tel. 05251-281759; 33330 Gütersloh, Münsterstr. 6, Tel. 05241-237071; 33602 Bielefeld, Marktpassage, Tel. 0521-66152; 34117 Kassel, Untere Königstr. 52, Tel. 0561-14339; 35037 Marburg, Wettergasse 12; 35390 Gießen, Kaplansgasse 2-4, Tel. 0641-792393; 35576 Wetzlar, Langgasse 39, Tel. 06441-46952; 36037 Fulda, City Haus, Laden 6, Bahnhofstr. 4, Tel. 0661-240638; 37073 Göttingen, Groner Str. 57/58, Tel. 0551-44700; 38100 Braunschweig-City, Sack 2, Tel. 0531-42032; 38226 Salzgitter-Lebensstedt, Fischzug 12, Tel. 05341-178729; 38440 Wolfsburg, Südkopfcenter, Tel. 05361-15004; 38640 Goslar, Kaiserpassage, Breite Str., Tel. 05321-43963; 39104 Magdeburg-City, City-Carré, Kantstr. 5a, Tel. 0391-5666740; 39326 Hermsdorf, EKZ Elbe-Park an der A 2, Ausfahrt Irxleben, Tel. 039206-52207; 40212 Düsseldorf-City, Schadowstr. 80, Tel. 0211-357105; 40218 Düsseldorf-Friedrichstadt, Friedrichstr. 12, Tel. 0211-3859444; 40477 Düsseldorf-Derendorf, Nordstr. 79, Tel. 0211-4984725; 40597 Düsseldorf-Benrath, Hauptstr. 9, Tel. 0211-7180811; 40721 Hilden, Bismarckpassage, Tel. 02103-581937; 40878 Ratingen, Oberstr. 29, Tel. 02102-993801; 41061 Mönchengladbach-City, Hindenburgstr. 173, Tel. 02161-22728; 41236 Mönchengladbach-Rheydt, Galerie am Marienplatz, Tel. 02166-619739; 41460 Neuss, Zollstr. 1-7, Tel. 02131-276708; 41539 Dormagen, Rathausgalerie, Kölner Str. 98, Tel. 02133-49045; 41747 Viersen, Hauptstr. 85, Tel. 02162-350549; 42103 Wuppertal-Elberfeld, Herzogstr. 28, Tel. 0202-441281; 42275 Wuppertal-Barmen, Alter Markt 7, Tel. 0202-551753; 42551 Velbert, Friedrichstr. 168, Tel. 02051-52727; 42651 Solingen, Hauptstr. 28, Tel. 0212-204041; 42853 Remscheid, Alleestr. 30, Tel. 02191-420867; 44135 Dortmund-City, Bissenkamp 12-16, Tel. 0231-578936; 44532 Lünen, Lange Str. 32, Tel. 02306-258186; 44575 Castrop-Rauxel, EKZ Widumer Platz, Lönsstr., Tel. 02305-27215; 44623 Herne, Bahnhofstr. 45, Tel. 02323-53021; 44787 Bochum-City, Kortumstr. 33, Tel. 0234-66123; 44791 Bochum-Harpen, Ruhrpark Shoppingcenter, Tel. 0234-238516; 44801 Bochum-Querenburg, Uni-Center, Querenburger Höhe 111, Tel. 0234-708679; 45127 Essen-

City, City-Center, Porscheplatz 21, Tel. 0201-221295; 45127 Essen-City, Willy-Brandt-Platz 15, Tel. 0201-1769609; 45276 Essen-Steele, Bochumer Str. 16, Tel. 0201-512104; 45329 Essen-Altenessen, EKZ, Altenessener Str. 411, Tel. 0201-333617; 45468 Mülheim-City, Forum City, Hans-Böckler-Platz 10, Tel. 0208-34907; 45472 Mülheim-Heißen, Rhein-Ruhr-Zentrum, Tel. 0208-498192; 45525 Hattingen, Obermarkt 1, Tel. 02324-55691; 45657 Recklinghausen, Kunibertistr. 13, Tel. 02361-24194; 45699 Herten, Ewaldstr. 3-5, Tel. 02366-938616; 45721 Haltern, Merschstr. 6, Tel. 02364-929351; 45768 Marl-Mitte, EKZ Marler Stern, Obere Ladenstr. 68, Tel. 02365-56429; 45879 Gelsenkirchen-City, im WEKA Kaufhaus, Bahnhofstr. 55-65, Tel. 0209-208963; 45894 Gelsenkirchen-Buer, Horster Str. 4, Tel. 0209-398889; 45899 Gelsenkirchen-Horst, in der Spinnrad Zentrale, Am Bugapark 3, Tel. 0209-17000680; 45964 Gladbeck, Hochstr. 29-31, Tel. 02043-21293; 46047 Oberhausen-Neue Mitte, Centroallee 150, Tel. 0208-21970; 46049 Oberhausen-Stadtmitte, Bero-Center 110, Tel. 0208-27065; 46236 Bottrop, Kirchplatz 4, Tel. 02041-684484; 46282 Dorsten, Recklinghäuser Str. 4, Tel. 02362-45748; 46395 Bocholt, Berliner Platz 2, Tel. 02871-187790; 46397 Bocholt, Osterstr. 51, Tel. 02871-186024; 46483 Wesel, Hohe Str. 26, Tel. 0281-34794; 46535 Dinslaken, Neustr. 31-33, Tel. 02064-72328; 47051 Duisburg-City, Königstr. 42, Tel. 0203-284497; 47441 Moers, Steinstr. 31, Tel. 02841-23771; 47798 Krefeld-City, Neumarkt 2, Tel. 02151-22547; 47798 Krefeld-City, Hansa Zentrum 42/43, Tel. 02151-395635; 48143 Münster, Ludgeristr. 114, Tel. 0251-42352; 48231 Warendorf, Ostwall 41, Tel. 02581-787789; 48282 Emsdetten, EKZ Villa Nova, Bahnhofstr. 2-8, Tel. 02572-88447; 48431 Rheine, Münsterstr. 6, Tel. 05971-13548; 48653 Coesfeld, Schüppenstr. 12, Tel. 02541-82747; 49074 Osnabrück, Neue Passage, Große Str. 84-85, Tel. 0541-201373; 50672 Köln-City, Olivandenhof, Richmodstr. 10, Tel. 0221-2579488; 50678 Köln-Südstadt, Severinstr. 53, Tel. 0221-3100018; 50765 Köln-Chorweiler, City-Center Chorweiler, Tel. 0221-7088940; 50823 Köln-Ehrenfeld, Venloer Str. 336, Tel. 0221-5103342; 51065 Köln-Mülheim, Galerie, Wiener Platz 1, Tel. 0221-6202754; 51373 Leverkusen, Hauptstr. 73, Tel. 0214-403131; 52062 Aachen-City, Rethelstr. 3, Tel. 0241-25254; 52062 Aachen-City, Adalbertstr. 110, Tel. 0241-20453; 52222 Stolberg, Rathausgalerie, Steinweg 83-89, Tel. 02402-21245; 52249 Eschweiler, Grabenstr. 66, Tel. 02403-15286; 52349 Düren, Josef-Schregel-Str. 48, Tel. 02421-10082; 53111 Bonn-City, Poststr. 4, Tel. 0228-636667; 53177 Bonn-Bad Godesberg, Theaterplatz 2, Tel. 0228-351075; 53757 St. Augustin-Ort, EKZ Huma, Rathausallee 16, Tel. 02241-27040; 53879 Euskirchen, Kino-Center Galleria, Berliner Str., Tel. 02251-782191; 54290 Trier, Fleischstr. 11, Tel. 0651-48237; 55116 Mainz-City, Lotharstr. 9, Tel. 06131-238373; 55116 Mainz-Altstadt, Kirschgarten 4, Tel. 06131-228141; 56068 Koblenz, Löhrstr. 16-20, Tel. 0261-14925; 56564 Neuwied, Langendorfer Str. 111, Tel. 02631-357661; 57072 Siegen, Marburger Str. 34, Tel. 0271-54540; 57072 Siegen, City-Galerie, Am Bahnhof 40, Tel. 0271-2383124; 58096 Hagen, Elberfelder Str. 37, Tel. 02331-17438; 58239 Schwerte, Hüsingstr. 22-24, Tel. 02304-990293; 58452 Witten, Bahnhofstr. 38, Tel. 02302-275122; 58511 Lüdenscheid, EKZ Stern-Center, Tel. 02351-22907; 58636 Iserlohn, Alter Rathausplatz 7, Tel. 02371-23296; 58706 Menden, Querstr. 2, Tel. 02373-170359; 59065 Hamm, Bahnhofstr. 1c, Tel. 02381-20245; 59174 Kamen, Weststr. 16, Tel. 02307-235387; 59227 Ahlen, Oststr. 44, Tel. 02382-806677; 59555 Lippstadt, Lippe-Galerie, Tel. 02941-58332; 60311 Frankfurt-City, Kaiserstr. 11, Tel. 069-291481; 60388 Frankfurt-Bergen-Enkheim, Hessen-Center, Borsigallee 26, Tel. 06109-369596; 60439 Frankfurt-Nordweststadt, Nord-West-Zentrum, Tituscorsostr. 2b, Tel. 069-584800; 63065 Offenbach, Herrenstr. 37, Tel. 069-825648; 63739 Aschaffenburg, City-Galerie, Goldbacher Str. 2, Tel. 06021-12662; 64283 Darmstadt, Wilhelminenstr. 2, Tel. 06151-294525; 65183 Wiesbaden, Langgasse 12, Tel. 0611-9010694; 65549 Limburg, Bahnhofstr. 4, Tel. 06431-25766; 66111 Saarbrücken, Bahnhofstr. 20-30, Tel. 0681-3908994; 66424 Homburg/Saar, Saarpfalz-Center, Talstr. 38a, Tel. 06841-5351; 66538 Neunkirchen, Saarpark-Center, Stummstr. 2, Tel. 06821-177662; 67059 Ludwigshafen, Bismarckstr. 106, Tel. 0621-526664; 67061 Ludwigshafen, EKZ Walzmühle, Yorckstr. 2, Tel. 06215-5669606; 67547 Worms, Obermarkt 12, Tel. 06241-88462; 67655 Kaiserslautern, Pirmasenser Str. 8, Tel. 0631-696114; 68159 Mannheim, U 1, 2, Tel. 0621-1560425; 69115 Heidelberg, Das Carré, Rohrbacher Str. 6-8d, Tel. 06221-166825; 69117 Heidelberg, Hauptstr. 62, Tel. 06221-616166; 70173 Stuttgart-City, Lautenschlagerstr. 3, Tel. 0711-291469; 70372 Stuttgart-Bad Cannstatt, Bahnhofstr. 1-5, Tel. 0711-562113; 71063 Sindelfingen, Mercedesstr. 12, Tel. 07031-411388; 71084 Böblingen, Kaufzentrum Sindelfinger Allee, Tel. 07031-233664; 71638 Ludwigsburg, Marstall-Center, Tel. 07141-902879; 72070 Tübingen, Kirchgasse 2, Tel. 07071-52571; 72764 Reutlingen, Metzgerstr. 4, Tel. 07121-320415; 73230 Kirchheim unter Teck, Teck-Center, Stuttgarter Str. 2, Tel. 07021-734270; 73430 Aalen, Marktplatz 20, Tel. 07361-66543; 73728 Esslingen-City, Roßmarkt 1, Tel. 0711-350199; 73733 Esslingen-Weil, Neckar-Center, Weilstr. 227, Tel. 0711-386905; 74072 Heilbronn, Sülmerstr. 34, Tel. 07131-962138; 75172 Pforzheim, Bahnhofstr. 10, Tel. 07231-353071; 76133 Karlsruhe, Kaiserstr. 170, Tel. 0721-24845; 76829 Landau, Rathausplatz 10, Tel. 06341-85818; 77652 Offenburg, Steinstr. 28, Tel. 0781-1665; 78050 Villingen-Schwenningen, Niedere Str. 37, Tel. 07721-32575; 78224 Singen, Scheffelstr. 9, Tel. 07731-68642; 78462 Konstanz, Hussenstr. 24, Tel. 07531-15329; 78532 Tuttlingen, Hecht-Carré, Königstr. 2, Tel. 07461-76961; 79098 Freiburg, Rathausgasse 17, Tel. 0761-381213; 80331 München-City, Asamhof, Sendlinger Str. 28, Tel. 089-264159; 80797 München-Nordbad, Schleißheimer Str. 100, Tel. 089-1238685; 83022 Rosenheim, Stadtcenter, Kufsteiner Str. 7, Tel.

08031-33536; 83278 Traunstein, Maxstr. 33, Tel. 0861-69506; 83395 Freilassing, Hauptstr. 29, Tel. 08654-478777; 85057 Ingolstadt-West, West-Park, Tel. 0841-87822; 86150 Augsburg, Viktoriapassage, Tel. 0821-155482; 87435 Kempten, Fischersteige 4, Tel. 0831-24503; 87700 Memmigen, Kreuzstr. 3, Tel. 08331-925764; 88212 Ravensburg, Eisenbahnstr. 8, Tel. 0751-14489; 89077 Ulm-Weststadt, Blautal-Center, Blaubeurer Str. 95, Tel. 0731-9314111; 89231 Neu Ulm, Mutschler-Center, Borsigstr. 15, Tel. 0731-723023; 90402 Nürnberg-City, Pfannenschmidsgasse 1, Tel. 0911-2448834; 90473, Nürnberg-Langwasser, Franken-Center, Glogauer Str. 30-38, Tel. 0911-8000152; 90762 Fürth, City-Center, Alexanderstr. 11, Tel. 0911-773663; 91054 Erlangen, Hauptstr. 46, Tel. 09131-201043; 91126 Schwabach, Königstr. 2, Tel. 09122-16849; 93047 Regensburg, Maximilianstr. 14, Tel. 0941-51150; 94469 Deggendorf, Degg´s Einkaufspassage, Hans-Krämer-Str. 31, Tel. 0991-3790052; 95028 Hof, Ludwigstr. 47, Tel. 09281-3641; 95326 Kulmbach, Fritz Einkaufsgalerie, Fritz-Hornschuh-Str. 9, Tel. 09221-947870; 96052 Bamberg, EKZ Atrium, Ludwigstr. 2, Tel. 0951-202588; 96450 Coburg, Steinweg 24, Tel. 09561-99414; 97070 Würzburg, Kaiserstr. 16, Tel. 0931-15608; 97421 Schweinfurt, Markt 21; 98527 Suhl, Lauterbogen-Center, Friedrich-König-Str. 21, Tel. 03681-708536; 99085 Erfurt-Nord, Thüringen-Park an der B 4, Tel. 0361-7462048.
SYLVIE'S NATURLADEN, 47906 Kempen, Judenstr. 19, Tel. 02152-54590; 13595 Berlin, Pichelsdorferstr. 93, Tel. 030-3317878; 88489 Wain, Obere Dorfstr. 37, Tel. 07353-1465.

In der Schweiz:
DORF-LÄDELI, CH-8863 Buttikon, Kantonsstr. 49, Tel. 055-4441854.
*DROGERIE IM DREIANGEL, CH-3552 Bärau, Büraustr. 45, Tel./Fax 034-4021565.
*INTERWEGA Handels GmbH, CH-8863 Buttikon, Kantonsstr. 49, Tel. 055-4441854, Fax 055-4442477.

In Österreich:
*CREATIV-COSMETIK, A-5020 Salzburg, Ganshofstr. 8, Tel. 0662-848802, Fax 0662-848803.

Die mit * gekennzeichneten Firmen betreiben auch Versandhandel.
Einige Substanzen erhalten Sie auch in Reformhäusern, Drogerien, Apotheken, Bioläden und Lebensmittelläden. Vergleichen Sie die Preise!

Hinweis:
Autoren und Verlag bemühen sich, in diesem Verzeichnis nur Firmen zu nennen, die hinsichtlich der Substanzen und Preise zuverlässig und günstig sind. Trotzdem kann eine Gewährleistung von Autoren und Verlag nicht übernommen werden. Irgendwelche Formen von gesellschaftsrechtlicher Verbindung, Beteiligung und/oder Abhängigkeit zwischen Autoren und Verlag einerseits und den hier aufgeführten Firmen andererseits existieren nicht.

Den auf *Seite 85* beschriebenen Hörschutz können Sie u.a. bei der folgenden Firma beziehen:
HEARSAFE, Eckhard Beste, 51149 Köln, Kölner Str. 195, Tel.: 0 22 03-9 10 00, Fax 0 22 03-9 10 02, E-Mail: info@hearsafe.de,
Web Site: www.hearsafe.de

Natürlich gibt es noch weitere Firmen, über die Sie einen guten Hörschutz beziehen können. Suchen Sie im Internet unter dem Stichwort „Hörschutz".

Weitere Titel aus der Hobbythek-Reihe – konkret, praktisch und aktuell

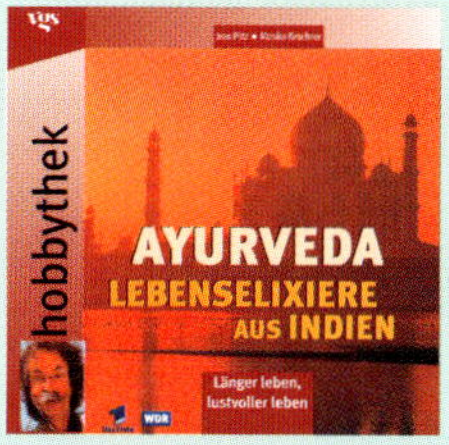

Jean Pütz/Monika Kirschner
LEBENSELIXIERE
AUS INDIEN
Ayurveda
ISBN 3-8025-6221-6

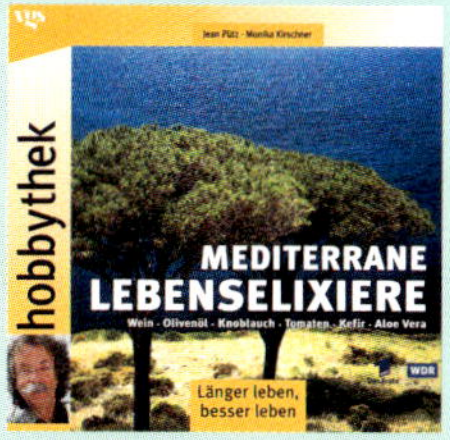

Jean Pütz/Monika Kirschner
MEDITERRANE
LEBENSELIXIERE
Wein, Olivenöl, Knoblauch,
Tomaten, Kefir, Aloe Vera
ISBN 3-8025-6219-4

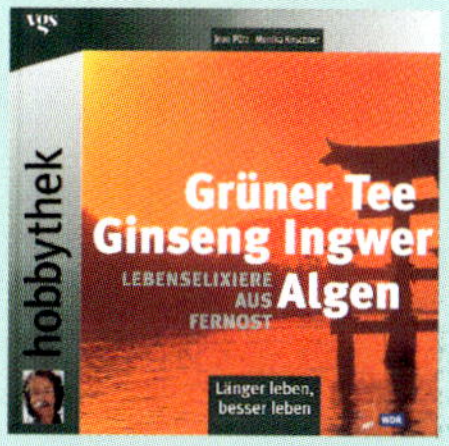

Jean Pütz/Monika Kirschner
LEBENSELIXIERE
AUS FERNOST
Grüner Tee, Ginseng,
Ingwer, Algen
ISBN 3-8025-6208-9

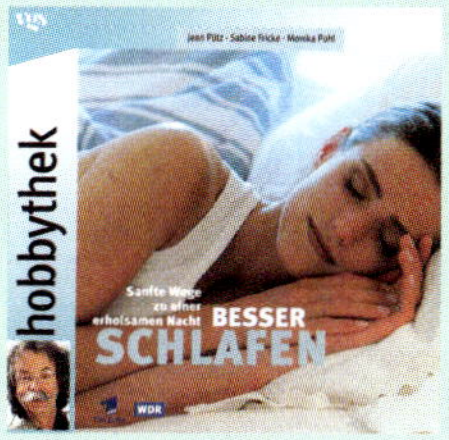

Jean Pütz/Sabine Fricke/
Monika Pohl
BESSER SCHLAFEN
Sanfte Wege zu einer
erholsamen Nacht
ISBN 3-8025-6222-4

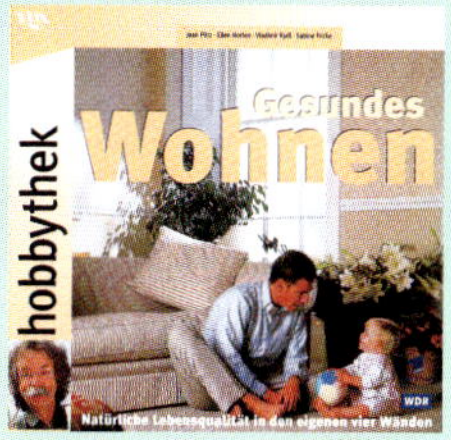

Jean Pütz/Ellen Norten/
Sabine Fricke/Vladimir Rydl
GESUNDES WOHNEN
Natürliche Lebensqualität
in den eigenen vier Wänden
ISBN 3-8025-6220-8

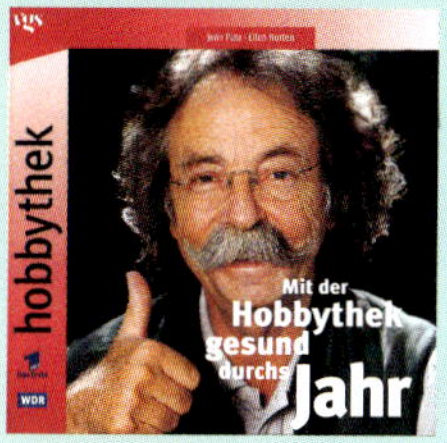

Jean Pütz/Ellen Norten
MIT DER HOBBYTHEK
GESUND DURCHS JAHR
ISBN 3-8025-6218-6

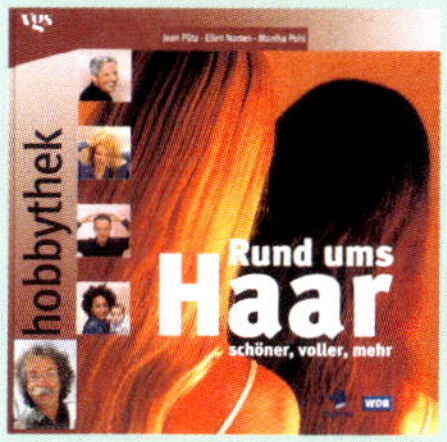

Jean Pütz/Ellen Norten/
Monika Pohl
RUND UMS HAAR
schöner, voller, mehr
ISBN 3-8025-6216-X

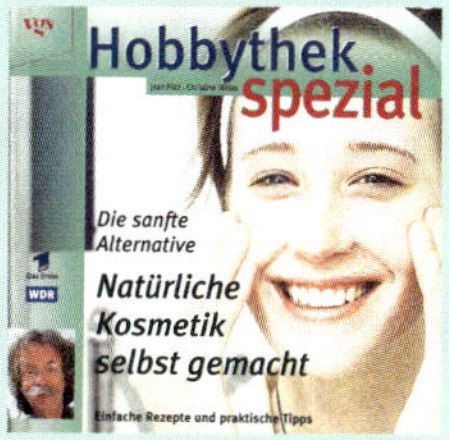

Jean Pütz/Christine Niklas
NATÜRLICHE KOSMETIK
SELBST GEMACHT
Einfache Rezepte
und praktische Tipps
ISBN 3-8025-1444-0

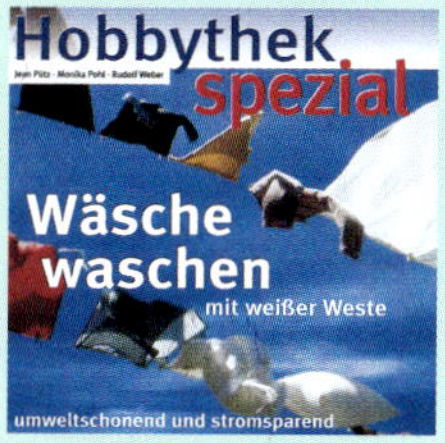

Jean Pütz/Monika Pohl/
Rudolf Weber
WÄSCHE WASCHEN
MIT WEISSER WESTE
umweltschonend
und stromsparend
ISBN 3-8025-1423-8

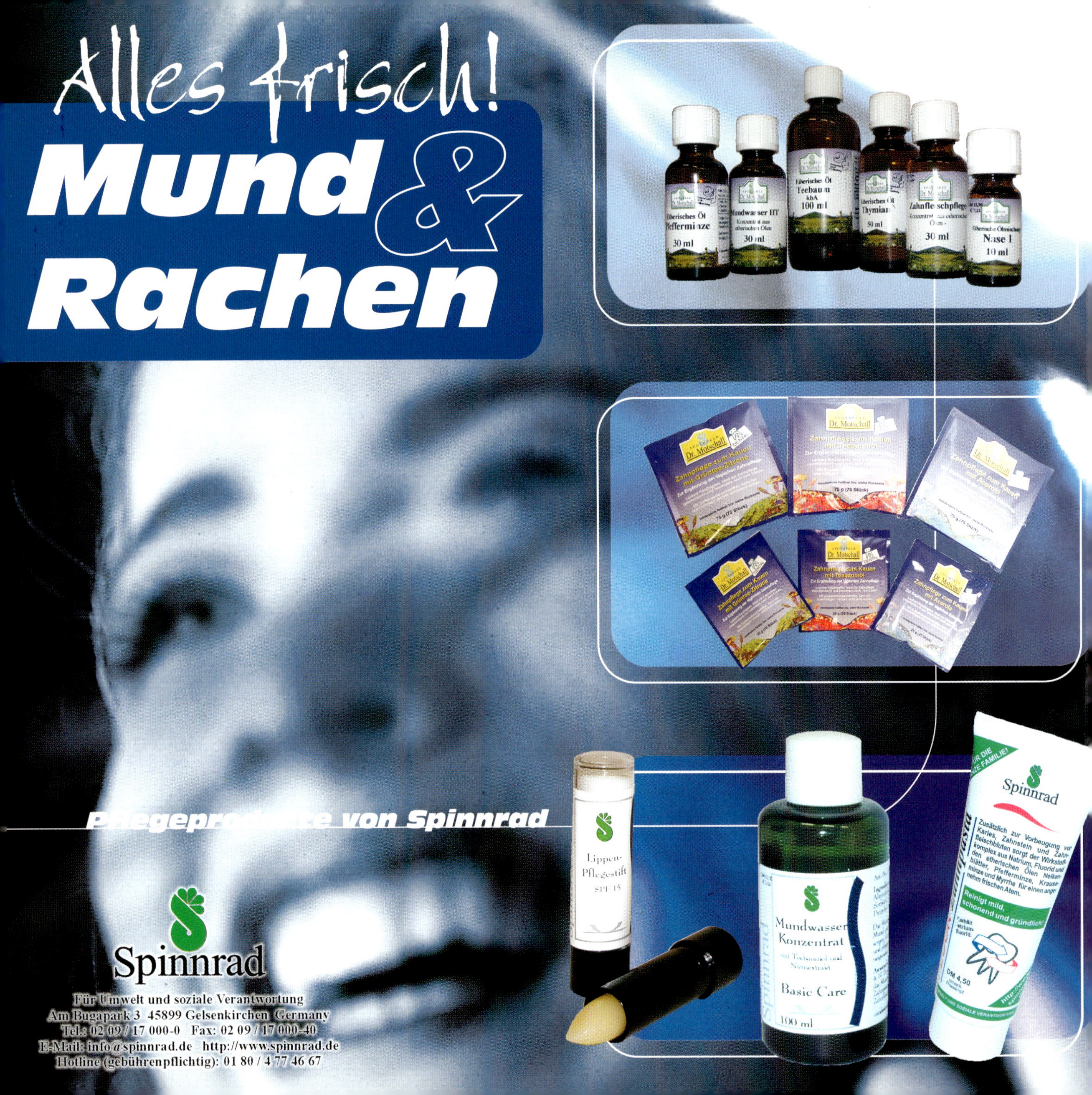

Alles frisch!
Mund & Rachen
von Spinnrad
Ätherisches Öl Pfefferminze 30 ml
Mundwasser HT 30 ml
Ätherisches Öl Teebaum kbA 100 ml
Ätherisches Öl Thymian 50 ml
Zahnfleischpflege 30 ml
Nase I 10 ml
Zahnpflege zum Kauen mit Grüntee/Zitrone
Zahnpflege zum Kauen mit Teebaumöl
Zahnpflege zum Kauen mit Acerola
Lippen-Pflegestift SPF 15
Mundwasser Konzentrat
Basic Care
100 ml
Spinnrad
Zusätzlich zur Vorbeugung vor Karies, Zahnstein und Zahnfleischbluten sorgt der Wirkstoffkomplex aus Natrium, Fluorid und den etherischen Ölen Nelkenblätter, Pfefferminze, Krauseminze und Myrrhe für einen angenehm frischen Atem.
Reinigt mild, schonend und gründlich!
DM 4,50
Spinnrad
Für Umwelt und soziale Verantwortung
Am Bugapark 3 45899 Gelsenkirchen Germany
Tel.: 02 09 / 17 000-0 Fax: 02 09 / 17 000-40
E-Mail: info@spinnrad.de http://www.spinnrad.de
Hotline (gebührenpflichtig): 01 80 / 4 77 46 67